Die Geheimnisse
des Teebaums

Susan Drury

Die Geheimnisse des Teebaums

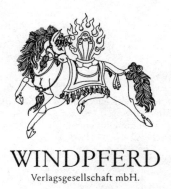

WINDPFERD

Verlagsgesellschaft mbH.

Titel der Originalausgabe *Tea Trea Oil,*
Nature's Miracle Healer
Erschienen bei *Unity Press, Lindfield, Australia*
© by Susan Drury 1989
Aus dem Englischen übertragen von Matthias Dehne

1. Auflage 1991
2. Auflage 1992
3. Auflage 1992
4. Auflage 1993
5. Auflage 1993
6. Auflage 1994
7. Auflage 1994
8. Auflage 1994
9. Auflage 1994
10. Auflage 1994
11. Auflage 1994
12. Auflage 1994
13. Auflage 1994
14. Auflage 1994
15. Auflage 1995
16. Auflage 1995
17. Auflage 1995
18. Auflage 1995
19. Auflage 1995
20. Auflage 1995
21. Auflage 1995
22. Auflage 1995
23. Auflage 1995

© by Windpferd Verlagsgesellschaft mbH., D-87648 Aitrang
Alle Rechte vorbehalten
Umschlaggestaltung: Wolfgang Jünemann
Gesamtherstellung: Schneelöwe, D-87648 Aitrang
ISBN 3-89385-073-2

Printed in Germany

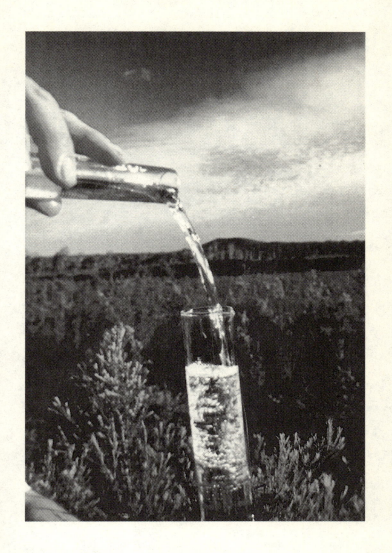

Vorwort

Die Grundeigenschaft des ätherischen Öls des Teebaums läßt sich auf einen einfachen Nenner bringen: es ist eines der wunderbarsten Heilmittel, das die Natur uns zu bieten hat. Die Essenz besitzt überragende antiseptische Qualitäten zur Behandlung von Verbrennungen, Stichen und Hautentzündungen, und diese sind ein unschätzbares Therapeutikum, geeignet zur Behandlung von vaginalen Reizungen, Flechten, arthritischen Beschwerden und Schmerzen, Muskelschmerzen und -spasmen, Zahnfleischentzündungen, Geschwüren in der Mundhöhle und so weiter. Die Liste der Anwendungsmöglichkeiten ließe sich beliebig fortsetzen.

Bemerkenswerter ist vielleicht noch die Tatsache, daß wir das ätherische Öl des Teebaums erst in unseren Tagen wiederentdecken, denn es ist viele Jahre auf Kosten des wachsenden wissenschaftlichen Interesses an synthetischen Mitteln vernachlässigt worden. Heute jedoch erkennen wir, daß einige der wirksamsten Heilmittel natürlichen Ursprungs sind. Wir brauchen sie nicht im Labor zu entwickeln.

1925 gab Arthur Penfold, wissenschaftlicher Angestellter im Dienste des Bundesstaates Neusüdwales in Australien, eine wichtige Entdeckung bekannt. Er hatte soeben eine dreijährige systematische Testreihe abgeschlossen und in ihrem Verlauf bestätigt gefunden, daß eine Art des Teebaums, nämlich die *Melaleuca alternifolia*, dreizehnmal stärkere antiseptische Wirkstoffe besaß als Karbolsäure, das in jenen Tagen gebräuchlichste Antibakterium. Er stellte darüber hinaus fest, daß nur eine Art von Bäumen über die geeignete Konzentration antibakterieller Stoffe verfügte. Sie wuchsen in den Feuchtgebieten und Sümpfen von Bungawalbyn in der Nähe von Ballina im Norden von Neusüdwales.

Penfolds Entdeckung gab den Anstoß zu weiteren medizinischen Tests, die schließlich zum Bau von etwa dreißig Destillerien im Gebiet des Tieflandes von Bungawalbyn führten. Das beste Teebaumöl der Welt kommt auch heute noch aus jener Region, einem relativ kleinen Gebiet von etwa zweihundert Quadratkilometern.

Die Eingeborenen von Bundjalung kannten seit Jahrtausenden die Heilkräfte des Teebaumöls. Sie sind in der Tat so weitreichend und umfassend wie eingangs angedeutet. Darüber hinaus können wir Teebaumöl zur Behandlung von einer Reihe anderer Beschwerden einsetzen: Nasenverstopfungen, Furunkeln, Bläschenflechten, Sonnenbrand, Halsentzündungen und einer Reihe von Pilzinfektionen (einschließlich von candida albicans).

In Anbetracht aller dieser Eigenschaften scheint es mir geradezu unvorstellbar, wie die Essenz des Teebaums so viele Jahre in Vergessenheit geraten konnte. Verantwortlich dafür war vor allem die Entdeckung des Penizillins und die Popularität der heute gängigen Antibiotika.

Seit 1976 jedoch ändert sich das Bild erneut. Damals begann Thursday Plantation, eine kleine australische Firma, mit der Anpflanzung ausgewählter Teebäume und der Kultivierung des Gebietes um Bungawalbyn Creek zur kommerziellen Gewinnung von Teebaumöl. Neuerdings haben sich die Exportchancen für das ätherische Öl dramatisch erhöht, denn die amerikanische Gesundheitsbehörde F.D.A. (Food and Drug Administration) hat soeben den Einsatz von Teebaumöl in Kosmetika gestattet. Das Öl muß nicht unbedingt unverdünnt zum Einsatz kommen. Man kann es wirksam Haarwaschmitteln, Seifen, antiseptischen Cremen ja sogar Mitteln gegen den Juckreiz von Haustieren beimischen. In einem weiteren ermutigenden Schritt hat Thursday Plantation von der schwedischen Gesundheitsbehörde die Exportgenehmigung für sein Teebaumöl erhalten, einem Land mit dem wohl strengsten Arzneimittelgesetz der Welt.

Teebaumöl, daran besteht kein Zweifel, ist eine Substanz, die sich auf dem Weltmarkt für natürliche Heilmittel mit Sicherheit durchsetzen und steigender Nachfrage erfreuen wird.

Das vorliegende Buch gibt uns einen umfassenden Überblick nicht allein über Geschichte und Anbau des Teebaums und der Herstellung seiner Essenz. Es macht uns, was noch wichtiger ist, mit seinem praktischen Einsatz in der Medizin und Naturheilkunde vertraut. Und es wird sehr schnell deutlich, weshalb wir es als ein »Wunderheilmittel der Natur« bezeichnen dürfen.

Nevill Drury
Herausgeber der Fachzeitschrift »Natur und Gesundheit«

Danksagung

Viele Einzelpersonen und Organisationen haben wertvolle Hinweise zum Material des Buches beigesteuert. Zu nennen sind unter anderem: Christopher Dean und Don Macdougall von der Thursday Plantation; Christopher Beer, dessen Artikel in *Nature & Health* (Natur und Gesundheit) sich als besonders ergiebige Informationsquelle erwiesen; und Dr. Lyall Williams von der chemischen Fakultät der Macquarie-University, der alle für die Ernte der Essenz des Teebaums relevanten Fragen ausgiebig erforscht hat.

Inhaltsverzeichnis

Was ist Teebaumöl

Teebaumöl ist die Essenz des australischen Teebaums. Wir gewinnen sie durch Destillation der Blätter von *Melaleuca alternifolia*, der zu Heilzwecken geeigneten Varietät jener Pflanze. Die volkstümliche Bezeichnung »Teebaum« mag jedoch zu Verwechslungen führen, denn sie wird in Australien für eine ganze Reihe von Büschen und Bäumen verwandt, die zu den verwandten Arten von *Leptospermum* und *Melaleuca* aus der Familie der Myrtaceae gehören. Man wirft sie häufig in einen Topf und nennt sie allesamt »Ti Tree«. Diese Schreibweise ist inkorrekt, denn »Ti« ist das Maori-Wort für einen ganz anderen Baum, nämlich *Cordyline australis*, ein palmenartiges Gewächs aus Neuseeland, das im Volksmund auch »Kohl-Baum« heißt.

Der englische Name für den Teebaum »Tea Tree« geht auf Kapitän Cook zurück. Die Mannschaften seiner Schiffe brühten aus den Blättern einer Art von Leptospermum einen Tee-Ersatz, den sie als »würzig und erfrischend« beschrieben.

Über ganz Australien verteilt gibt es mehr als dreihundert Varietäten des Teebaums, von denen viele ein für Heilzwekke geeignetes ätherisches Öl hervorbringen. Jedoch besitzt nur eine dieser Varitäten wirklich hervorragende und medizinisch wirksame Eigenschaften, und dies ist *Malaleuca alternifolia*.

Die natürlichen Vorkommen des Teebaumes finden wir an der Nordküste von Neusüdwales, vor allem im Becken des Richmond River bei Lismore. Der Teebaum läßt sich nur schwer von anderen Arten derselben Gattung unterscheiden und ähnelt besonders dem verwandten *Melaleuca linariifolia*, der denselben Lebensraum bevorzugt. Wir finden *Melaleuca alternifolia* vereinzelt auch in der Umgebung von Newcastle und Sydney. Obwohl es sich botanisch um denselben Baum handelt, unterscheidet sich die chemische Zusammensetzung seines ätherische Öls merklich von den Bäumen im Norden Australiens. Die Bäume in Nordaustralien haben einen hohen Terpinen-4-ol-Gehalt und wenig Cineol, während die Bäume im Süden einen höheren Cineolgehalt aufweisen, so daß das Öl von Bäumen aus der Gegend von Port Macquarie einem cineolreichen Eukalyptus-Öl ähnelt. Cineol besitzt brauchbare Heileigenschaften und ist für die Linderung von Erkältungskrankheiten geeignet, aber es reizt Schleimmembrane und Haut und kann deswegen weder zur Wundheilung noch bei der Bekämpfung von Entzündungen eingesetzt werden.

In den Pioniertagen der Teebaumöl-Destillation bereitete die Qualitätskontrolle große Schwierigkeiten, weil einige Bäume Blätter mit unverhältnismäßig höherem Cineolgehalt hervorbrachten als die übrigen Gewächse derselben Art. Dies bedeutete, daß das Öl von einigen Bäumen wegen seines hohen Cineolgehalts Hautreizungen verursachen konnte, während die Essenz von anderen Bäumen wegen ihres zu geringen Terpinen-4-ol-Gehalts in ihrer Heilwirkung hinter den Erwartungen zurückbleiben mußte.

Penfold, Morrison und McKern entnahmen 1948 der Essenz von neunundvierzig willkürlich ausgewählten Bäumen an der Nordküste von Neusüdwales Proben, die sie auf ihre Zusammensetzung untersuchten. Dabei stellten sie fest, daß der Cineolgehalt der Essenz zwischen 6 und 16 Prozent schwankte. Obwohl die Bäume botanisch nicht voneinander zu unterscheiden waren, schwankte ihr ätherisches Öl doch erheblich in Bezug auf die medizinisch wirksamen Inhaltsstoffe.

Nun ging es darum, maßgebende Qualitätskriterien für das Öl festzulegen, und man entschied sich dafür, die Essenz des Teebaums qualitativ anhand ihres Cineolgehalts zu bestimmen. Die Mindestanforderungen für Melaleuca-Öl der australischen Gesundheitsbehörde (nach Eichnummer AS 2782-1985) verlangen inzwischen, daß der Terpinen-4-ol-Gehalt mehr als 30% der Gesamtmasse ausmachen muß, während ihr Cineolgehalt unter 15% liegen muß. Die Gesellschaft der Hersteller von Teebaumöl in Australien (Australian Tea Tree Industry Association, ATTIA) vergibt nur an jene Destillate Zertifikate, die alle Qualitäts-Anforderungen erfüllen; sie stammen ausschließlich von Bäumen einer Art: *Melaleuca alternifolia.* Es ist für den Anwender absolut wichtig, nur Öl von anerkannter Markenqualität zu verwenden und alle unbefriedigenden Mischungen oder sogar Fälschungen zu meiden, die gelegentlich als »echtes Teebaumöl« angeboten werden.

Die reine Essenz des Teebaums ist farblos, gelegentlich blaßgelb und verströmt einen angenehmen typischen Geruch. Es ist eine außerordentlich vielschichtige Substanz, zusammengesetzt aus mindestens achtundvierzig organischen Bestandteilen, darunter vor allem Terpinene, Zymone, Pinene, Terpineole, Cineol, Sesquiterpene und Sesquiterpen-Alkohole. Außerdem ist Teebaumöl die erste natürliche Substanz, in der man organisches Vidifloren nachweisen konnte. Eine ausführliche Analyse der Essenz von Sword und Hunter aus dem Jahr 1978 offenbarte darüber hinaus vier weitere Bestandteile, die fast nirgendwo sonst in der Natur zu finden sind, nämlich Vidfloren (1% der Gesamtmasse), Beta-Terpineol (0,24% der Gesamtmasse), L-Terpineol (Spuren) Allyhexonat (Spuren). Bemerkenswert in diesem Zusammenhang ist die Tatsache, daß keines dieser Bestandteile besonders effektiv ist. Wie es scheint, wirken die Bestandteile zusammen. Erst in dieser Synergie entfalten sie ihre maximale Heilwirkung.

Wir besitzen keine Daten über den Giftgehalt von Teebaumöl. Terpinen-4-ol enthält jedoch 4,3 Gramm Giftstoffe pro Kilogramm. Demnach besäße Teebaumöl einen toxischen Wert zwischen 3 und 5, und dieser Wert ist in Anbetracht der gebräuchlichen Anwendungsformen des Öls vollkommen gefahrlos. Christopher Dean weiß von zwei Kindern, die versehentlich bis zu 25 Milliliter Teebaumöl geschluckt haben, ohne daß irgendwelche Nebenwirkungen zu beobachten gewesen wären. Im schlimmsten Fall führte dies zu leichtem Durchfall und geringer Übelkeit, die in vierundzwanzig Stunden überwunden waren. Wegen seines geringeren Cineolgehalts dürfen wir Teebaumöl im allgemeinen sogar für ein schwächeres Reizmittel ansehen als das weit gebräuchlichere Eukalyptusöl. Trotzdem ist die innere Anwendung größerer Mengen nicht zu empfehlen, während kleinere Dosierungen als gefahrlos gelten, vor allem wenn nur gelegentlich wenige Tropfen eingenommen werden.

Die Bäume, die Teebaumöl von der besten Qualität hervorbringen, wachsen in den entlegenen Feuchtgebieten in der Umgebung des Bungawalbyn Creek in der Nähe von Ballina an der Nordküste von Neusüdwales, wo 1976 Thursday Plantation entstand. Die Anpflanzung ausschließlich der feinsten Bäume dieser Plantage garantiert einen beständigen Vorrat von Teebaumöl der höchsten Qualität. Unabhängige Laboruntersuchungen haben in den Ölen von Thursday Plantation durchgängig einen Terpinen-4-ol Gehalt von mehr als 40% und einen Cineolgehalt von weniger als 4% nachgewiesen. Die Hersteller in Ballina garantieren ihren Abnehmern sogar schriftlich, daß ihre Essenz in jedem Fall mehr als 36% Terpinen und weniger als 7% Cineol enthält, die strengste Qualitätsgarantie auf der ganzen Welt. Das Öl aus den traditionellen Anbaugebieten in der Umgebung von Bungawalbyn Creek halten wir damit für das beste von allen Tea Tree-Ölen auf dem Markt.

Während das australische Teebaumöl *(Melaleuca alternifolia)* sich vielfältig in seiner reinen Form anwenden läßt, wird es darüber hinaus in einer Mischung angeboten, die 15% reine Essenz enthält. Diese Mischung besitzt eine Reihe von Vorteilen. Vor allem ist sie milder und verfügt doch über dieselben hochwirksamen Stoffe des Konzentrats. Man kann sie überdies bedenkenlos mit Wasser verdünnen, was ihr Wirkungsspektrum noch erweitert und die Anwendung verbilligt. In den vielen Rezepten und Anwendungsmöglichkeiten, die wir im zweiten Teil des Buches vorstellen und diskutieren werden, stellt die 15%ige Lösung fast immer eine ideale Alternative zur reinen Essenz dar.

Die Geschichte des Teebaumöls

Mehr als 40.000 Jahre durchwanderten die sogenannten Buschmänner friedlich und in Harmonie mit ihrer natürlichen Umwelt den ganzen australischen Kontinent. Sie töteten Säugetiere, Reptilien und Fische, weil sie sich von ihnen ernährten, aber ohne sie jemals durch Massenmetzeleien auszurotten oder mit der Ausrottung zu bedrohen. Sie sammelten Früchte und Samen von verschiedenen Bäumen und gruben Wurzeln aus dem Boden, ohne die Wälder zu schädigen oder gar große Landstriche zu verwüsten. Waren sie krank oder verwundet, verstanden sie es zumeist, sich auch ohne die Hilfe der uns bekannten Medikamente zu heilen. Sie durchkämmten den Busch nach natürlichen Heilmitteln und fanden eine große Zahl von heilkräftigen Pflanzen.

Natürlich gaben die Buschmänner ihren Heilpflanzen keine lateinischen Namen, wie Linné sie zur Klassifizierung der verschiedenen Pflanzenfamilien in Europa einführte, und sie zeichneten die Zusammensetzung ihrer Medikamente auch nicht in alten Manuskripten und Folianten auf. Ein großer Teil ihrer medizinischen Kenntnisse ist mit der Ausrottung der Stämme und ihrer Kultur für immer verlorengegangen. Immerhin besaßen einige der frühen weißen Siedler genug Verstand, eine Reihe von Heilmitteln der in ihrer Region lebenden Eingeborenen zu bemerken. Die Klügeren probierten sie sogar an sich selbst aus, oftmals mit überraschend positiven Ergebnissen.

Der Stamm der Bundjalung im Nordosten des heutigen Neusüdwales in der Gegend von Bungawalbyn Creek kannte sehr wohl die erstaunlichen Heilkräfte der Teebäume, die in den Sumpfgebieten ihrer Heimat in großer Zahl wuchsen. Mit deren Blättern behandelten sie Schnitte, Wunden und alle Arten von Hautinfektionen. Zu diesem Zweck zerbröselten sie die Blätter des Teebaumes, legten die winzigen Bruchstücke in einer dicken Schicht auf die Wundstelle und deckten sie mit einer warmen Schlammpackung ab.

Später stieß dann der weiße Mann auf der Suche nach dem »roten Gold«, der begehrten Regenwald-Zeder, in die entlegene Wildnis vor. Diese ersten Pioniere waren zu weit von ihrer Basis und damit ihren eigenen Ärzten entfernt, um auf europäische Behandlungsmethoden zurückgreifen zu können. Sie waren demnach gezwungen, sich auf die lokal vorhandenen Mittel zu verlassen. Wie groß sollte ihre Überraschung sein, als sie deren Wirksamkeit an sich selbst erfuhren. Neue Siedler strömten ins Land, kämpften mit dem Land, dessen Vegetation sie kahlschlagen wollten, um es für die sich entwickelnde Milchwirtschaft brauchbar zu machen. Zwar fluchten sie gehörig über die zähen Teebäume und schwitzten nicht wenig, wenn sie die kräftigen Wurzeln einzeln aus der Erde zerren mußten, aber sie waren trotzdem dankbar für deren heilende Blätter, wann immer sie sich dabei verletzt hatten oder unter einer Infektion litten.

In Neusüdwales blieb Teebaumöl also viele Jahrzehnte lang als ein populäres und allgemein anerkanntes natürliches Antiseptikum in Gebrauch. Erst die synthetisch hergestellten und kommerziell vertriebenen Medikamente sollten daran etwas ändern. Mit ihrem Aufkommen nämlich begann man das natürliche ätherische Öl als »Altweibermittel« zu betrachten. Die Bevölkerung vertraute nun zunehmend auf ärztlich verschriebene Pillen und Injektionen. In unseren Tagen aber kehrt sich gerade diese Situation abermals um. Viele Menschen mißtrauen inzwischen synthetisch hergestellten Arzneimitteln, vor allem wegen ihrer potentiell schädlichen Nebenwirkungen. Auf der ganzen Welt weist der Trend in der Heilkunde eindeutig »zurück zu natürlichen Mitteln«, und Teebaumöl schwimmt auf einer Woge neuer Popularität. Es wird mittlerweile auch in Deutschland in vielen Naturkostläden, Duftläden, Reformhäusern, Apotheken und von Versandhändlern angeboten. Die Wissenschaft hat ebenfalls Interesse an der Essenz von *Melaleuca alternifolia* bekundet. Zahlreiche Veröffentlichungen aus den letzten zweihundert Jahren beweisen es. Sir Joseph Banks sammelte schon 1770 auf seiner Forschungsreise mit Cook nach Australien erste Blätter vom Tea Tree, blieb allerdings, zumindest will es aus seinen Aufzeichnungen heute so scheinen, weiterhin in Unkenntnis ihrer medizinischen Eigenschaften. Infolgedessen war Teebaumöl als Therapeutikum lange Jahre nur den australischen Eingeborenen und einigen wenigen weißen Siedlern im nordöstlichen Neusüdwales bekannt.

In den frühen zwanziger Jahren unseres Jahrhunderts begann man dann, Teebaumöl ernsthaft zu untersuchen. Die ersten wirklich aufschlußreichen Arbeiten auf diesem Gebiet stammen von Arthur Penfold, einem Chemiker im öffentlichen Dienst, der in Sydney im Museum für Naturkunde und angewandte Wissenschaften angestellt war. Er war nämlich auf die stark antiseptischen Wirkstoffe des Teebaumöls aufmerksam geworden und testete diese deswegen 1922 im Labor. Die Reihenuntersuchung währte drei Jahre, so daß er 1925 seine Ergebnisse veröffentlichen konnte. Im Laufe seiner Testreihe hatte er feststellen können, daß Teebaumöl dreimal stärkere antiseptische Wirkstoffe aufwies als Karbolsäure (Phenol), das damals übliche Antiseptikum. Darüber hinaus besaß es den Vorzug, weder toxisch noch reizerzeugend zu sein. Diese Entdeckung löste sogleich eine begeisterte Welle neuer Untersuchungen aus.

1930 erschien in der Fachzeitschrift der australischen Ärzteschaft (Medical Journal of Australia) unter dem Titel »Ein neues australisches Germizid« ein weiterer bahnbrechender Artikel. Er beschrieb die positiven Resultate nach der Anwendung von Teebaumöl auf infizierten Wunden, Karbunkeln und Eiterherden. Wir zitieren: »Die bei einer Vielzahl verschiedenster Krankheitsfälle bereits nach erster Anwendung erzielten Heilerfolge fielen äußerst ermutigend aus. Hervorzuheben wäre vor allem, daß das Öl Eiterherde auflöste und infizierte Wundstellen infektionsfrei hielt. Infolgedessen konnte sich die keimtötende Wirkung um so effektiver entfalten, ohne dem behandelten Gewebe irgendwelche feststellbaren Schäden zuzufügen. Eine außerordentlich bemerkenswerte Eigenschaft, haben wir bis jetzt doch davon ausgehen müssen, daß alle nennenswert keimtötenden Stoffe neben den Bakterien auch gleichzeitig die Gewebe angreifen.«

Der Artikel empfahl Teebaumöl ausdrücklich zur Behandlung von »verschmutzten Wunden, wie wir sie häufig nach Arbeits- und Verkehrsunfällen antreffen.« Seine eiterlösenden Eigenschaften lassen es überdies für alle Fälle von Paronychia empfehlen; wenn unbehandelt, führen diese ja häufig zur Verformung oder zum Verlust der Nägel. Derartige, zuvor gegen alle Behandlungen resistente Infektionen waren dann nach weniger als einer Woche regelmäßiger Applikationen von Teebaumöl auskuriert.

E. Morris Humphery führte in seinem Artikel weiterhin aus, daß zwei Tropfen Teebaumöl in einem Glas Wasser ausgezeichnet gegen eine beginnende Halsentzündung helfen, wenn man damit gurgelt. Außerdem legte er nahe, die Essenz gegen andere Infektionen im Nasen- und Rachenbereich einzusetzen. Er fand, daß das wohlriechende Öl ein wunderbares Deodorant abgab und auf der Stelle den fauligen Geruch von Wunden oder Abszessen aufhob. Als Zusatzmittel zu gewöhnlichen Seifen bekämpfte es Typhusbazillen sechzig Mal schneller als andere damals gebräuchliche sogenannte »Desinfektions-Seifen«. Außerdem meinte Humphery, mit Teebaumöl enthaltenden Salben müßten sich eine ganze Reihe von parasitären Hautkrankheiten behandeln lassen.

Medizinische Kreise zeigten sich außerordentlich beeindruckt von der vielseitigen therapeutischen Verwendbarkeit der Blätter dieses einfachen australischen Baumes, welche in jenem Artikel angedeutet worden war. Weitere

Forschungsarbeiten schlossen sich an, und es erschien eine große Anzahl von weiteren Berichten in Publikationen wie dem *Medical Journal of Australia*, dem *Australian Journal of Pharmacy* und dem *Australian Journal of Dentistry*. Ebenfalls 1930 veröffentlichte ein australischer Zahnarzt einen Artikel im Fachblatt der australischen Zahnärzteschaft. Darin schrieb er:

»Für unsere Arbeit in der Mundhöhle ist die Wahl der richtigen Antiseptika von überragender Bedeutung; der Erfolg der Behandlung hängt davon ab, ob wir das geeignete Antiseptikum finden und zweckdienlich einsetzen.
Ich wünschte, meine Kollegen würden einsehen, daß sie nur die natürlichen Abwehrmechanismen schwächen und den Boden für die nächste Bakteriengeneration bereiten, wenn sie gegen Eiterherde in der Mundhöhle bedenkenlos jedes Medikament einsetzen, ohne seine potentiell zerstörerische Nebenwirkung auf die befallenen Gewebe auch nur in Betracht zu ziehen.
Wir kennen zahlreiche wunderbare Antiseptika, die die stets abrufbereiten Selbstheilungskräfte der Natur kraftvoll unterstützen, wenn wir ihnen nur die Gelegenheit geben, sich zu entfalten. Ich möchte Sie daran erinnern, daß das ideale Antiseptikum drei Eigenschaften in sich vereinigt:
1. besitzt es starke antiseptische Wirkstoffe;
2. schont es die befallenen Gewebe;
3. ist es nicht-toxischer Natur.
Viele der in der Zahnarztpraxis gebräuchlichen Medikamente vereinigen diese drei Eigenschaften leider nicht in sich. Man darf sie nur in starker Verdünnung und äußerst sparsam anwenden ...
Während der letzten drei Monate habe ich nun mit einem Erzeug-

nis unserer eigenen australischen Pflanzenwelt experimentiert, mit einem ätherischen Öl, das aus den Blättern eines australischen Baumes gewonnen wird. W. R. Penfold vom Technischen Museum in Sydney hat es entdeckt, Dr. Morris E. Humphery es getestet und über die Ergebnisse seiner Forschungen im Australian Medical Journal in der Ausgabe vom 29. März 1930 Rechenschaft gegeben. Penfolds Studie bescheinigte dieser Essenz drei besondere Qualitäten: sie ist nicht-toxisch, gewebeschonend und (nach seinem Rideal Walker-Koeffizienten) ein 11- bis 13mal stärkeres keimtötendes Mittel als Karbol.

Zusammen mit Dr. Humpherys Fallstudien beeindruckte mich dieser Bericht dermaßen, daß ich mir für meine zahnärztliche Praxis eine größere Menge dieser Essenz bestellte. In Reinform heißt sie Ti-Trol, die verdünnte Lösung ist unter der Bezeichnung Melasol eingeführt. Beide Produkte stammen von einer Art des Teebaums (Melaleuca alternifolia), die in den nördlichen Bezirken von Neusüdwales und Queensland wächst. Hersteller des ätherischen Öls ist die Australian Essential Oil Company in Sydney. Nach einer Reihe von praktischen Tests wage ich mit einiger Überzeugung zu behaupten, daß wir mit Ti-Trol und Melasol Antiseptika gefunden haben, die dem für unsere zahnärztliche Arbeit erstrebenswerten Ideal näher kommen als jedes andere mir bekannte Mittel, und für die Chirurgie sollten sie sich sogar noch wertvoller erweisen als für die Zahnheilkunde.«

Das Interesse an diesem neuen, heilkräftigen Öl beschränkte sich nicht auf Australien. Die Kunde davon breitete sich auch in anderen Ländern aus. Es erschienen eine Reihe von Artikeln in den medizinischen Fachzeitschriften Amerikas und Englands, zum Beispiel dem *Journal of the*

National Medical Association der Vereinigten Staaten und im *British Medical Journal*. Darin befand man 1933: »Das Öl ist ein hochwirksames Desinfektionsmittel, dabei vollkommen ungiftig und gewebeschonend. Seine Wirksamkeit hat es bereits in vielen verschiedenen Fällen von Sepsis erfolgreich unter Beweis stellen können.«

Als sein Ruhm sich über die ganze Welt verbreitete, versuchten viele Ärzte ihr Glück mit Teebaumöl, vor allem wenn eine Behandlung mit anderen Mitteln in einem für die Essenz geeigneten Fall bereits gescheitert war. Es gibt deswegen aus den dreißiger Jahren unzählige Anekdoten und Berichte über die Wirksamkeit des Teebaumöls. So heilte man 1936 mit einer wasserverdünnten Aufschlämmung einen fortgeschrittenen diabetischen Brand. Offiziere und Mannschaften von *HMS Sussex* ersparten sich großen Verdruß und einige Qual, weil der Bordarzt des Schiffes etwa einem Dutzend Kranken die Füße mit Teebaumöl einpinselte, an denen sie sich bei der Stationierung im Hafen von Alexandria in Ägypten üble Hautflechten zugezogen hatten.

Ja sogar Veterinäre setzten Teebaumöl ein. Die November-ausgabe von *Poultry* (die Fachzeitschrift der Geflügelzüchter) empfahl 1936 den Einsatz von Ti-Trol zur Vorbeugung gegen tödliche Rivalenkämpfe im Hühnerstall. Man berichtete, daß die Wunden angegriffener Tiere nach der Behandlung mit Ti-Trol sehr viel schneller verheilten, während der spezifische Duft der Essenz weitere Angreifer fernhielt.

In den dreißiger Jahren setzte sich das ätherische Öl von

Melaleuca alternifolia außerdem in der Zahnmedizin durch, nachdem es in diesem Bereich eindeutig wissenschaftliche Anerkennung gefunden hatte. Auf der ganzen Welt behandelte man Eiterfluß, Zahnfleischentzündungen, Nervenverschlüsse und Blutungen erfolgreich entweder mit dem unverdünnten Ti-Trol oder dem wasserverdünnten Melasol.

In anderen Bereichen der Medizin fand Teebaumöl Eingang in die Behandlung von Halsinfektionen; es wurde in der Gynäkologie verwandt und bei allen möglichen schmutz- oder eiterbedingten Infektionen. Außerdem erzielte man mit ihm bemerkenswerte Heilerfolge bei einer Vielzahl von Hautpilzen, etwa bei Tinea, Candida und Parionychia. Die Nachfrage überstieg bald die Vorräte, die von diesem hervorragenden ätherischen Öl auf dem Markt erhältlich waren, denn der kommerzielle Anbau stand ja noch auf der Stufe einer kleinen Heimindustrie. Man erntete die Blätter noch mit der Hand von den Bäumen, wobei die erfahrenen Schnitter sich einer rasiermesserscharfen, besonders leichten Machete bedienten. Sie mußten sich dazu in schwer zugängliches und sumpfiges Buschland vorkämpfen, denn Teebäume wuchsen damals nur in ihrem natürlichen Lebensraum. Plantagen gab es noch keine. Die abgeernteten Blätter wurden aus den Jutesäcken der Schnitter in große Kessel mit kochendem Wasser gekippt, die von langsam brennenden Holzfeuern in Gang gehalten wurden.

Obwohl es in der Gegend von Bungawalbyn einmal bis zu dreißig Destillieröfen gab, erzeugte doch keiner Öl in großen Mengen. Außerdem schwankte die Qualität des erhaltenen Öls ganz beträchtlich. Hinzu kamen die Unbilden der Witterung. Auch sie durchkreuzten des öfteren die Erreichung der Produktionsziele, wenn Hochwasser oder andere Natureinflüsse die Schnitter daran hinderten, genügend Blätter von den Bäumen zu holen.

Einer der ersten Pioniere der beginnenden kommerziellen Nutzung des Teebaums war H. James, Geschäftsführer der Australian Essential Oils Ltd. Diese Gesellschaft hatte bereits 1929 die führende Rolle bei der Ausbeute des Teebaums übernommen, indem sie den Zugang zu den weitflächigen natürlichen Wachstumsgebieten dieser Pflanze entlang des Bungawalbyn Creek, einem Nebenfluß des Richmond River in der Nähe von Coraki, erschlossen hatte. Als H. James die Versorgung mit ausreichenden Mengen von wildwachsendem *Melaleuca alternifolia* sichergestellt hatte, entwickelte er ein wasserlösliches Produkt (das bereits mehrfach genannte Melasol) und regte in der medizinischen Forschung führende Ärzte und Zahnärzte dazu an, den Eigenschaften und Verwendungsmöglichkeiten der Essenz und ihrer verdünnten Lösung (also Ti-Trol und Melasol) auf den Grund zu gehen.

1936 publizierte James' Australian Essential Oils dann einen umfassenden Forschungsbericht, zusammengestellt von den Ärzten, die das ätherische Öl von *Melaleuca alternifolia* in den frühen dreißiger Jahren in ihrer medizinischen Praxis eingesetzt hatten. Bei der Bewertung ihrer Ergebnisse müssen wir berücksichtigen, daß die meisten dieser Ärzte in vielen Fällen erst dann zu dem natürlichen Öl gegriffen hatten, nachdem die Behandlung mit orthodoxeren Methoden und Mitteln gescheitert war - was diese Ergebnisse um so bemerkenswerter macht. Ärzte wie Zahnärzte waren von Ti-Trol und Melasol gleichermaßen beeindruckt, stellten jedoch Unterschiede in der Wirkung fest. Nach ihrer Beobachtung drang die reine Essenz (Ti-Trol) besser in geschlossene Hautflächen ein als die wasserverdünnte Lösung (Melasol). Sie bot sich also überall dort zur Behandlung an, wo noch keine Körperflüssigkeiten an die Hautoberfläche gedrungen waren. Melasol hingegen vermischte sich besser mit offenen Geweben, Bindegeweben und Eiterstellen. Es entfaltete seine optimale Heilwirkung also auf der verletzten Haut, auf entzündeten Gewebepartien und in den inneren Körperhöhlen.

Aufschlußreich ist vor allem eine Äußerung der Verfasser des Berichts: »Bei unserer Untersuchung hat uns keine große Organisation oder Firma unterstützt, der es um eine zweckgerichtete Strategie zwecks späterer kommerzieller Vermarktung unserer Testreihen gegangen wäre. Unsere Untersuchungsergebnisse beruhen ausschließlich auf der Zusammenarbeit zahlreicher praktizierender Ärzte und Zahnärzte, die selbst keine geschäftlichen Interessen an Australian Essential Oils besitzen.« Offensichtlich hatte Teebaumöl keinen mächtigen Promoter nötig. Die Testergebnisse sprachen für sich.

Bei Ausbruch des Zweiten Weltkriegs wurde Teebaumöl sogleich als kriegswichtiger Rohstoff eingestuft, und man stellte Schnitter und Produzenten vom Dienst mit der Waffe frei. Alle vorhandenen Bestände der Essenz wurden vom Kriegsministerium aufgekauft. Teebaumöl verschwand für einige Jahre von seinem sich gerade in der Entwicklung befindlichen Markt. Mit diesem Schritt hoffte die Regierung ausreichende Vorräte dieser kostbaren Essenz sicherzustellen, die genügen würden, um die Verbandskästen aller in den Tropenregionen stationierten Heeres- und Marineeinheiten mit Teebaumöl auszustatten. Große Mengen des Öls von *Melaleuca alternifolia* wurden den Heilölen gegen Schnittwunden beigemischt, um der Gefahr von Hautinfektionen vorzubeugen, die ja besonders bei Hautabschürfungen an den Händen durch Metall auftreten konnten.

Leider konnten die Hersteller die große Nachfrage nach Teebaumöl nicht befriedigen. Inzwischen war es der Wissenschaft gelungen, synthetische keimtötende Mittel herzustellen. Diese hatten den Vorteil, daß man sie wesentlich schneller und in großen Mengen herstellen konnte. Deswegen ersetzten sie das Naturprodukt bald vollständig. Nach Beendigung des Krieges war es so gut wie unmöglich, Teebaumöl zu kaufen. Stattdessen wurde der Markt mit einer ständig wachsenden Anzahl synthetischer »Wundermittel« (unter anderem Penizillin) überflutet. Man war sich seiner Sache ziemlich sicher: der Mensch konnte es besser machen als die Natur. Alte Hausmittel gerieten in Verruf. »Zeitgemäße« und »wissenschaftlich entwickelte« Chemikalien standen hoch im Kurs.

Anfang der fünfziger Jahre gab es im Tal des Bungawalbyn nur noch drei Destillieröfen. Die Zukunft des Teebaumöls sah recht traurig aus; es schien keine mehr zu geben. Zwei Jahrzehnte später jedoch hatte sich vieles geändert. Infolge der Hippie-Bewegung der späten sechziger Jahre begannen viele Menschen an einigen Aspekten der modernen Gesellschaft zu zweifeln, und man besann sich auf die möglichen Nebeneffekte der potenten synthetischen Mittel, die so viele Ärzte bedenkenlos in immer größeren Mengen verschrieben. Auch die Umweltverschmutzung, verursacht von der Massenproduktion synthetischer Chemikalien, rückte nun ins Bewußtsein. Die Wissenschaft beobachtete eine wachsende Zahl von Fällen, bei denen synthetische Antibiotika ihren Dienst versagten. Man stellte fest, daß der Organismus sich ihrer Wirkung entzog; er war resistent gegen sie geworden. Die Menschheit war um einige Illusionen über die »Unfehlbarkeit der Wissenschaft« ärmer. Eine neue Zeit brach an. Naturprodukte gewannen an Popularität, und folgerichtig entdeckte man auch die natürliche Essenz des Teebaums wieder.

Daß Teebaumöl in seiner langen Geschichte bis vor kurzem noch niemals in üppigen Mengen erhältlich war, hat einen einfachen Grund: die Pflanze wächst wild ausschließlich in sumpfigem Buschland. Überdies gibt es Teebäume nur an einem Ort der Welt, nämlich in einem abgelegenen und mit 200 Quadratkilometern recht kleinen Gebiet in der nordöstlichsten Ecke von Neusüdwales. Dieses Feuchtgebiet wird häufig von Überschwemmungen heimgesucht, was die Ernte zusätzlich erschwert.

1976 jedoch veränderte sich dieses Bild, und die Teebaum-Industrie bekam ein vollkommen neues Gesicht. Damals nämlich entschloß sich Christopher Dean, der sein Studium der sozialen Anthropologie cum laude abgeschlossen und mehrere Jahre für das Sozialamt von Sydney gearbeitet hatte, die Großstadt zu verlassen und an die australische Nordküste zu ziehen. Er hatte sich diesen Schritt reiflich überlegt. Mit seinem Vater zusammen hatte er das Gebiet um Bungawalbyn Creek sechs Jahre lang ausgekundschaftet und sich mit den Geheimnissen des Anbaus von Teebäumen vertraut gemacht. Fünf Jahre lebten Christopher, seine Frau Lynda und ihre drei kleinen Kinder in einem Traktorschuppen - ohne elektrischen Strom, ohne Telefonverbindung und auch ohne Nachbarn. Zwei Kinder kamen in diesem Schuppen in Heimgeburt zur Welt.

Die Deans wollten versuchen, was vor ihnen noch keiner versucht hatte. Sie wollten eine Teebaum-Farm aufbauen, die später die kommerzielle Herstellung von Teebaumöl erlauben würde. Deswegen pflanzten sie nur ausgesuchte Bäume an, Setzlinge von Gewächsen, deren ätherisches Öl an anderem Ort schon höchsten Qualitätsansprüchen genügt hatte. Der gezielte Anbau gestattete den Deans ferner, die Bäume so zu setzen, daß man sie später leichter abernten konnte. Zu ersten Mal kam Australien dem Ziel nahe, die kommerziellen Anbaumöglichkeiten des Teebaumöls voll auszuschöpfen.

In den ersten Tagen seiner Teebaum-Farm war Christopher Dean wohl verschiedentlich in Versuchung, das Projekt einfach aufzugeben. Wie alle Pioniere mußte er eine Reihe von Rückschlägen wegstecken. Man wird eben gelegentlich entmutigt, wenn man nur aus Fehlschlägen lernen muß, worum es geht. Dennoch verlor Christopher niemals seinen persönlichen Glauben an die Heilkraft des Tea Tree-Öls, das er in Zukunft zu ernten wünschte. Diese »Wunder-Essenz« wollte er der Menschheit gern zugänglich machen. Er betrachtete es sogar als seine selbstgestellte Aufgabe, dies zu tun.

Sein Glaube an das Öl beruhte auf persönlicher Erfahrung. Anfang der siebziger Jahre hatte Christopher mehrere Monate in Afrika geweilt und sich dabei eine Pilzinfektion unter den Zehennägeln zugezogen. Diese hatte er mit einer Reihe von bekannten und unbekannten Mitteln zu bekämpfen versucht - vergebens. Die Entzündung weitete sich trotzdem aus. Nach seiner Rückkehr suchte er in London den Rat eines Spezialisten, welcher vorschlug, den Zehennagel wegzuoperieren und die von der Infektion befallenen Hautstellen wegzuschneiden, allerdings auf die

Gefahr hin, daß der Fuß dauerhaften Schaden davontragen könnte. Glücklicherweise traf am nächsten Tag auch Christophers Bruder in London ein, in der Reiseapotheke das Fläschchen Teebaumöl, das er stets bei sich zu tragen pflegte. Man entschloß sich zu einem Versuch mit diesem simplen Naturheilmittel, und also rieben sie Christophers Zehen mit der Essenz ein. Die Infektion bildete sich in nur vier Tagen vollständig zurück!

Dieser Erfolg trug nicht wenig dazu bei, das Interesse der Familie Dean am ätherischen Öl der »Wunderpflanze« Malaleuca alternifolia weiter zu schüren. Ein Interesse, das übrigens schon Tradition hatte, denn Eric White, Christophers Stiefvater, hatte sich schon viele Jahre mit der Erforschung der Teebaum-Anpflanzung und der Herstellung von Teebaumöl beschäftigt. Bei diesem Projekt hatte er eng mit Brian Small vom Landwirtschaftsministerium des Bundesstaates Neusüdwales zusammengearbeitet, der ihn immer wieder förderte und in seinem Bemühen bestärkte. Schließlich erhielten die Deans die ersehnte Pacht auf Kronland. Sie konnten sich ihren lange gehegten Traum von einer Teebaum-Plantage erfüllen. Der Pachtvertrag wurde an einem glückverheißenden Donnerstag unterzeichnet, und daraus leiteten sie den Namen ihres neuen Unternehmens ab. Sie nannten es: Thursday Plantation.

Zuerst destillierten Christopher und seine Frau nur kleine Mengen ätherisches Öl, die sie an Freunde und Bekannte weitergaben. Das Feedback war mehr als ermutigend, und so entschlossen sich die Deans auf Sonntagsmärkten regelmäßig ihren bescheidenen Verkaufsstand aufzuschlagen. Diese Sonntagsmärkte sind für die »Alternativen« an der australischen Nordküste von Neusüdwales eine wichtige Institution, denn dort kommen jeden Sonntag Tausende von Menschen zusammen. Touristen und Einheimische schlendern an den Ständen vorbei, und es ergeben sich viele Gelegenheiten für einen Meinungs- und Gedankenaustausch. Kurz, die Märkte sind ein idealer Ausgangspunkt für erfolgreiche Mundpropaganda. Hausgemachte Speisen werden angeboten, es gibt einen Kinderspielplatz und Freiluftkonzerte, an denen jeder mitmachen kann, der Lust dazu hat. So gut wie alles wird angeboten: organisch angebaute Früchte und Gemüse, einheimische Handarbeiten, aus allen Kontinenten importierter Schmuck, Kleidung aus zweiter Hand und eben Kräuter und Hausmittel auf Naturbasis. Das Teebaumöl der Deans erwies sich als besonderer »Renner«. Naturkostläden aus ganz Neusüdwales begannen es daraufhin für sich zu ordern, damit auch jene ihrer Kunden in seinen Genuß kommen konnten, die die Sonntagsmärkte nicht besuchten. Bald konnten die Deans die stetig steigende Nachfrage nicht mehr befriedigen. Ein Faktotum, das man überall nur unter seinem Spitznamen »Snow« kannte, bot den Deans seine Dienste an, und diese waren wertvoll, denn »Snow« hatte sich fünfzehn Jahre lang als freier Teebaum-Schnitter durchgeschlagen. Er kannte jedes Fleckchen Erde in der Umgebung und versorgte Thursday Plantation mit zusätzlichen wildgewachsenen Teebaum-Blättern. Andere Schnitter folgten seinem Beispiel, einige als Vollzeitbeschäftigte, während andere nur am Wochenende Teebaumblätter schnitten, um sich ein paar Dollar hinzuzuverdienen. Da die Blätter verschieden ergiebig sind, bezahlte man die freiberuflichen Schnitter nicht auf der Basis der gesammelten Blätter sondern auf der Basis des daraus gewonnenen Öls. Für einen Liter Teebaum-Essenz gab es damals etwa 16 australische Dollar.

Wenige Jahre später verkauften Naturkostläden und Drogerien in ganz Australien das Teebaumöl der Deans, das diese erfolgreich unter dem Slogan »Erste Hilfe aus der Flasche« vermarkteten. Auch heute noch ist die Nachfrage größer als die hergestellte Ölmenge. Deswegen ist eine neue Plantage im Bezirk von Ballina im Aufbau, wo man die Erfahrungen der vergangenen vierzehn Jahre bei der Anpflanzung berücksichtigt und neue Varietäten anbaut, die, so weit es eben geht, die speziellen Bedürfnisse der verschiedenen späteren Verwendungszwecke der Essenz zu erfüllen vermögen.

Aber in Australien gibt es heute nicht nur reine Teebaum-Essenz zu kaufen. Es ist überdies eine antiseptische Creme im Angebot, ein sanftes und linderndes Mittel auf Wasserbasis, das nur 5% ätherisches Öl enthält. Es ist ein probates Gegenmittel gegen eine Reihe von Hautreizungen und besitzt überdies den Vorteil der leichten Anwendbarkeit. Außerdem gibt es eine zur sanften Hautpflege geeignete Seife mit Teebaumöl. Da die Essenz des Teebaums einen hohen Siedepunkt besitzt, verliert sie bei der Untermischung unter die Seifenmasse weder ihre Stabilität noch ihre heilenden Eigenschaften. Ein weiterer Vorteil ist ihre ausgesprochene Hautfreundlichkeit. Der Anteil an ätherischem Öl kann relativ hoch sein, ohne daß es deswegen sogleich zu Hautreizungen kommt. Eine Seife mit einem Anteil von 4% Teebaumöl hat eine sechzehn Mal stärkere keimtötende Wirkung als die Desinfektionsseifen auf Karbolsäurebasis, die in den dreißiger Jahren sehr beliebt waren. Thursday Plantation stellt eine Seife mit einem Anteil von 2% Teebaumöl her; sie eignet sich zur Behandlung von Akne und leichten Hautentzündungen.

Teebaumöl gewinnt immer neue Freunde. Nach neuesten Marktanalysen mag der Weltbedarf schon im nächsten Jahr (1992) 700 Tonnen erreichen. Eine erstaunliche Menge, vor allem wenn man bedenkt, daß sich die Jahresproduktion 1985 noch auf läppische 10 Tonnen belief. Die Teebaumöl-Industrie hat viel Spielraum; sie kann noch gewaltig expandieren und sich trotzdem gewiß sein, für ihre Erzeugnisse reißenden Absatz zu finden, denn selbst 1989 wurden nur etwa 50 bis 60 Tonnen Teebaumöl destilliert.

Der Erfolg von Thursday Plantation hat andere inspiriert, dem Beispiel der Deans zu folgen. Mit unterschiedlichem Erfolg sind in verschiedenen Gegenden Australiens eine Reihe neuer Plantagen entstanden: in Nambucca, Taree und sogar in Hornsby, einem Vorort von Sydney (was geradezu erstaunlich ist, denn im südlichen Sydney herrschen ganz andere klimatische Bedingungen als im ursprünglichen Wachstumsgebiet des Teebaums).

Viele Millionen australischer Dollar sind gerade in den letzten Jahren in die Anpflanzung und Ausbeutung des Teebaums investiert worden, um dieses »neue australische Gold« auf den Weltmarkt zu bringen. Die amerikanische Gesundheitsbehörde hat inzwischen den Zusatz des ätherischen Öls von Melaleuca alternifolia in Kosmetika erlaubt. Dieser in seinen Ansprüchen so bescheidene Baum scheint sich für Australien langsam zu einem gewinnbringenden Exportartikel zu mausern.

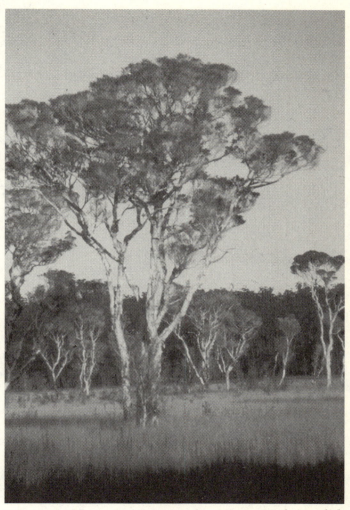

Voll ausgewachsene Teebäume vor dem Hintergrund eines dichten Urwalds. Die regelmäßige Blatternte schadet den Bäumen nicht, sondern kräftigt sie.

Ernte der Blätter und Herstellung der Essenz

Die Quelle dieses erstaunlichen ätherischen Öls ist der Baum *Melaleuca alternifolia*, ein dünnborkiges Gewächs mit schmalen, federartigen Blättern von leuchtend hellgrüner Farbe. Selten wächst ein Baum höher als sechs Meter. Die weißen Siedler an der Nordküste von Neusüdwales haben ihn vom ersten Tag als eine Art großes Unkraut betrachtet und sich darum bemüht, Teebäume zu schlagen, wo immer sie welche trafen, und die Sümpfe ihres natürlichen Habitat trockenzulegen. Sie wollten das Land eben für die Rinderzucht, den Zuckerrohranbau und andere Nutzpflanzen urbar machen. Wir können diese Entwicklung heute nur noch mit einer gewissen Selbstironie betrachten, denn in Australien rentieren sich Milchwirtschaft und Zuckerindustrie immer weniger. Wahrscheinlich könnte man jetzt mehr Geld verdienen, wenn man das Land in seinem ursprünglichen Zustand unangetastet belassen hätte. Dann wäre nämlich heute mehr Teebaum-Anbau möglich. Die australischen Milchbauern haben den Teebaum seit jeher als ein

Ärgernis betrachtet, denn er ist kaum wegzubringen. Es gibt nur einen Weg: man muß alle Wurzeln bis auf den letzten Rest einzeln ausgraben. Selbst wenn man alle Äste und Zweige abschneidet, ja den Baum fällt, so daß nur noch der Stumpf aus der Erde schaut, werden erstaunlich schnell neue Triebe durchbrechen, und der Baum wird bald in neuer Pracht dastehen - so als wäre nichts geschehen.

Für die Hersteller von Teebaumöl ist dies natürlich ein nicht zu unterschätzender Vorteil. Bis vor kurzem war es vollkommen unnötig, neue Bäume anzupflanzen. Man konnte sich die Mühe und die Ausgabe glatt sparen. Es reichte, wenn ein Schnitter seine Route im Busch abging, von allen Bäumen die Zweige abschlug und mit seiner reichen Ernte zum Destillierofen marschierte. Die Arbeit war sehr hart, die Bäume nur schwer erreichbar, und hatte der Schnitter schließlich das Ende seiner Route erreicht, waren die Bäume, die er zuerst abgeerntet hatte, bereits wieder nachgewachsen. Sie trugen wieder ihren üppigen Blätterwuchs, und er konnte von Neuem beginnen.

Eine wunderbare Methode des Erntens! Sie fügte weder den Bäumen noch ihrem natürlichen Wachstumsraum irgend einen Schaden zu. Ja, das regelmäßige Ausschneiden stimulierte sogar das Wachstum. Die seit sechzig Jahren regelmäßig abgeernteten Bäume entlang des Bungawalbyn Creek sind, wie man inzwischen weiß, von allen die gesündesten und kräftigsten. Dies steht in starkem Kontrast zu den uns bekannten Formen der Landwirtschaft, die dem Boden gewöhnlich schon in kurzer Frist alle Nährstoffe entziehen, so daß man mit chemischen Düngemitteln nachhelfen muß. Und es widerspricht auch dem leidigen Vorgehen, das Land seiner natürlichen Vegetation zu berauben und damit der Erosion preiszugeben.

Die meisten alten Schnitter haben eine besondere Beziehung zu dem Land, in dem sie leben und arbeiten. Sie lieben den Busch. Ihre Aufgabe schenkt ihnen nichts. Sie erfordert große physische Anstrengung und ebenso großes Geschick. Aber was ist das schon, wenn man Einsamkeit und Freiheit liebt und sich mit der Umwelt eins fühlt. Andere müssen sich mit dem Krach schwerer und leichter Maschinen abfinden, den Lärm des Straßenverkehrs über sich ergehen lassen oder dem Druck standhalten, den in den Ballungsräumen jede größere Menschenmasse ganz natürlich auf den einzelnen ausübt. Sie hingegen verbringen ihre Tage in der Stille der Wälder, durchbrochen allein von Vogelrufen und dem Rascheln fallender Blätter in üppiger Vegetation. Wie alle Landbewohner beginnen auch die alten Teebaum-Schnitter ihren Tag in aller Frühe. Wenn der erste Streifen der Dämmerung am Horizont erscheint, machen sie sich auf den Weg, nur einen Vorrat an großen Jutesäcken und eine leichte, rasiermesserscharfe Machete mit einer modifizierten Zuckerrohrklinge im Gepäck. Natürlich gibt es Jeeps mit Allrad-Antrieb, die die Zufahrt zum natürlichen Biotop der Teebäume erleichtern. Leider bleiben diese nur allzu oft im Schlamm stecken. Über dem Biotop des Teebaums gehen häufig heftige Regenschauer nieder. Wer einmal an der australischen Nordküste war, weiß wovon ich spreche: kein Vergleich zu den sanften Nieselregen der Südküste von Sydney und anderen Ballungsgebieten. Die Schleusen öffnen sich, und es gießt aus Kannen, bis das Land und die Menschen, die in ihm leben, vollkommen durchnäßt sind. Der Boden ist zumeist bereits mit Feuchtigkeit gesättigt, so daß die Wassermassen nicht einfach versickern können. Bis die Sonne sie schließlich austrocknet, bilden sich riesige Pfützen, ja Teiche. Die Bewohner der Nordküste haben sich an diese wolkenbruchartigen Güsse gewöhnt und ihnen angepaßt - und genau das müssen auch die Teebaum-Schnitter. Sie müssen ohne den riesigen Maschinenpark auskommen, der die Landwirtschaft heutzutage fast überall auf der Welt von der alten Plackerei befreit hat.

Es ist nicht leicht, die Blätter von einem Teebaum abzuernten. Man schneidet alle Schößlinge vom Stamm an und schabt mit der Machete die Blätter von den Ästen und Zweigen. Die besten Schnitter gehen abends mit einer Tonne Blätter nach Hause. Mit der einen Hand drücken sie die Zweige nach unten, daß sie sozusagen auf dem Kopf stehen, während sie mit dem Messer in der anderen die Blätter abrasieren. Sie sind unglaublich schnell. Natürlich müssen sie dabei stets geistesgegenwärtig sein, denn jede Unachtsamkeit würde mit einer bösen Schnittwunde bestraft.

Dann werden die Blätter in die Jutesäcke gestopft und zum Destillierofen getragen. Jedes Blatt hat eine Anzahl von kleinen Taschen, Drüsen, in denen das ätherische Öl abgelagert ist. Drückt man ein Blatt zu stark, öffnen sich diese Drüsen auf der Stelle und verströmen ihren kräftigen Duft.

Aufschlußreich ist, daß selbst moderne Erzeuger das Öl nach der traditionellen Methode destillieren, nämlich mit der althergebrachten Dampfdestillation. Blätter und Zweigenden, werden in Kessel, die sogenannten »Töpfe« gekippt, und man heizt das Wasser mit langsam brennenden Holzfeuern. Dampf steigt auf und zieht durch die Blätter. Unter seiner Einwirkung brechen die Äderchen in den Blättern auf und setzen das ätherische Öl aus Hunderten und Aberhunderten winziger Drüsen auf jedem einzelnen Blatt frei. Der Öldampf wird durch eine lange Metallschleife geleitet, die in kaltem Wasser lagert; das ist die sogenannte Kühlschleife. Dabei verflüssigt sich der Öldampf. Er fließt in einen Behälter ab, wobei das Öl auf dem Waser schwimmt und abgesaugt wird.

Der durchschnittliche Destillierofen hat ein Fassungsvermögen von einer Tonne Blättern. Die Ausbeute beträgt ungefähr ein Prozent von der Rohmasse. Aus einer Tonne Blätter gewinnt man also ungefähr 10 Liter hellgelbes, unverkennbar würzig duftendes Teebaumöl.

Nach dem Absaugen und Filtern analysiert man jede in einem Arbeitsgang gewonnene Menge Teebaumöl für sich, um sicherzustellen, daß ihre chemische Zusammensetzung den von den australischen Bestimmungen vorgegebenen strengen Qualitätskriterien entspricht. Das heißt, das ätherische Öl muß mindestens 30% Terpinen-4-ol und weniger als 15% Cineol enthalten. Öle der besseren Qualität erreichen noch wesentlich bessere Werte, jedoch ist das Öl von den wildwachsenden Bäumen aus dem Busch niemals durchgängig von der gleichen Spitzenqualität.

Moderne Plantagen

Noch 1988 kam die größte Menge des australischen Teebaumöls von der Ausbeute einzelner Schnitter, die im natürlichen Biotop von *Melaleuca alternifolia* entlang der Wasserwege und in den Sümpfen von Neusüdwales ihre Blätter sammelten. Die Bäume gedeihen dort ganz wunderbar, und man hat früher oft angenommen, daß sie an keinem anderen Ort gedeihen würden. Allerdings, Sumpfland brauchen sie zwar, aber dieses Sumpfland muß nicht im entlegenen Busch liegen. Ein leicht zugängliches Feuchtgebiet genügt, und das ist für den kommerziellen Anbau von Teebäumen um so ermutigender, weil dort gar keine andere Kulturpflanze wachsen würde. Die besseren Landstreifen sind bereits kahlgeschlagen und der Viehzucht und Milchwirtschaft erschlossen. Neuerdings baut man in diesen Gegenden auch tropische Früchte an, etwa Avocados und Macadamia-Nüsse. Einige Landstreifen sind sogar für den Hausbau erschlossen worden. Nun haben neuerliche Versuche gezeigt, daß eben dort nach fachgerechter Anpflanzung auch Teebäume wunderbar gedeihen, vorausgesetzt, sie bekommen genug Wasser, und man hält den Wildwuchs an Unkraut in Schach. Ja, sie gedeihen sogar besser, als auf dem nährstoffarmen Sumpfboden des Buschlandes.

Melaleuca alternifolia ähnelt in dieser Hinsicht der Jojoba-Pflanze. Ihr natürliches Biotop ist die Sonora-Wüste in den Vereinigten Staaten. Als man die Heilkraft des Jojoba-Öls wissenschaftlich einwandfrei nachgewiesen hatte, versuchten einige Wagemutige in der Hoffnung auf ausreichenden Gewinn, Jojoba in seinem natürlichen Wachstumsgebiet zu ernten. Sie mußten bald aufgeben, weil es kommerziell kein Erfolg war. Man entdeckte jedoch sehr bald, daß Jojoba auch auf qualitativ besseren Böden und mit besserer Bewässerung gedieh. Auf einer Plantage in der Nähe von Rockhampton in Queensland konnte man bereits im zweiten Jahr nach der Anpflanzung eine kleine Menge Jojoba-Öl ernten, was in dem natürlichen Trockenbiotop der Pflanze vollkommen unmöglich ist.

In ähnlicher Weise experimentieren nun Christopher Dean auf Thursday Plantation und einige andere australische Firmen mit dem Anbau von *Melaleuca alternifolia* auf besseren Böden, und zwar mit der Absicht, herauszufinden, ob sich damit der Ölertrag der Pflanzen steigern läßt. Die Anpflanzung ausgesuchter Bäume scheint einige Vorteile zu bringen. In den dreißiger und vierziger Jahren sah es so aus, als ob die Herstellung von Teebaumöl sich in Australien zu einem rentablen landwirtschaftlichen Unternehmen mausern könnte, denn man war ja auf der ganzen Welt von den Heilkräften dieses Öls beeindruckt. Trotzdem konnten die Hersteller keinen konstanten Gewinn erwirtschaften oder dieses Ziel doch nur unter großen Schwierigkeiten erreichen.

Hören wir dazu die Meinung von Frau Berry. Ihr Gatte hatte die auf diesem Gebiet erfolgreichste australische Firma übernommen, nämlich Australian Essential Oils, später in Pacific Manufacturing umbenannt. Sie selbst sagt:»Eine Reihe von Faktoren führten den schließlichen Niedergang der Nachfrage nach Teebaumöl herbei, als da waren: stark schwankendes und nicht vorauskalkulierbares Angebot, schwankende Qualität, und vor allem hatte man weder Verkaufsstrategie erarbeitet noch Werbung getrieben.« Frau Todd zog sich 1975 aus dem Geschäft zurück. Ihre Firma wurde verkauft, und alle Aufzeichnungen und Daten über die Geschichte, den Anbau und die medizinischen Eigenschaften des Teebaumöls gingen verloren. Allem Anschein nach hatte man sie vernichtet.

Es ist eine Binsenwahrheit: wo andere vor ihnen versagt haben, glauben junge Unternehmer an ihren Erfolg. Als sich Christopher Dean und andere Hersteller noch allein auf das Angebot des von wildwachsenden Bäumen gewonnenen Öls verließen, waren auch sie denselben Schwierigkeiten ausgeliefert, die frühere Produzenten hatten. Sobald sie jedoch darauf gekommen waren, neue Plantagen zu gründen und selbst Bäume anzupflanzen, boten sich ihnen andere Zukunftsperspektiven.

Wer eine neue Pflanzung plant ist zuerst mit der Frage konfrontiert: woher geeignete Bäume nehmen, die den eigenen Qualitätsansprüchen entsprechen. Die verschiedenen Anbauer haben auf dieses Problem unterschiedliche Antworten gefunden. So entschlossen sich einige, Samen von Bäumen einzupflanzen, von denen man in der Vergangenheit bereits Öle von guter Qualität geerntet hatte. Dieser Ansatz garantiert nicht unbedingt den Erfolg, denn auf einer Plantage entscheidet allein die Ölmenge in den Blättern und die Wachstumsgeschwindigkeit an Biomasse über den Ertrag, den man pro Jahr und Hektar erwirtschaften kann. Die Bäume werden sich jedoch auf einer Plantage nicht notwendigerweise genauso entwickeln, wie sie sich unter den Bedingungen der freien Natur entwickelt haben.

Eine kürzlich von der Macquarie-University in Sydney durchgeführte Studie zeigt zum Beispiel erhebliche Größenunterschiede bei Bäumen auf, die man aus Samen großgezogen hatte. Einige Bäume waren hochaufgeschossen und hatten nur einen einzigen Stamm, andere blieben kurz und erinnerten mehr an einen Busch als an einen Baum und verfügten demzufolge über eine wesentlich größere Biomasse. Im Oktober 1985 angepflanzte Sämlinge kamen bei der Ernte zwölf Monate später (also im Oktober 1986) durchschnittlich auf eine Biomasse von 0,65 Kilogramm pro Baum. Andere Bäume hatte man hingegen drei Monate länger, nämlich bis Januar 1987 stehen lassen; diese kamen bei der Ernte auf durchschnittlich 1,6 Kilogramm Biomasse. Aber es gab auch Ausnahmen, Bäume, die zweieinhalb Mal soviel Biomasse (4 Kilogramm) entwickelt hatten.

Daraus ist leicht ersichtlich, daß die kommerzielle Nutzung um so profitabler sein wird, je mehr man Sämlinge von Bäumen anpflanzt, die in kurzer Frist eine überdurchschnittliche Biomasse hervorbringen. Diese Frage harrt im übrigen noch weiterer gründlicher Erforschung.

Die Winzigkeit der Samen stellt ein weiteres Problem dar. Die Samen von *Melaleuca alternifolia* sind in der Tat winzig; sie erinnern an fein gemahlenen Pfeffer. Ein Gramm Samenmasse enthält sage und schreibe etwa 40.000 Samenkörner! Einige Firmen, so zum Beispiel Condux Industries, ziehen die Samen in separaten Behältern heran und setzen die Sämlinge dann auf dem Feld aus. Diese Methode ist zwar kostspielig und arbeitsintensiv, die Erfolgsquote jedoch entsprechend hoch.

Australian Tea Tree Estates, eine andere auf diesem

Gebiet tätige Firma, sät die Samen in Reihen aus, die dann mit einem nicht allzu hohen Foliengewölbe bedeckt werden. Man schließt eine Sprinkleranlage an, so daß die Sämlinge in konstanter Wärme und Feuchtigkeit schnell wachsen. Haben die Sämlinge dann eine Höhe von etwa 30 Zentimetern erreicht, werden sie mechanisch verpflanzt. Die Pflanzen werden einer sanften Waschung unterzogen, um die Wurzeln zu entwirren und vom Nährboden des Pflanzbeetes zu reinigen. Dann stellt man sie in teilweise gewässerte Behälter, die man in die Pflanzmaschine einsetzt. Die Arme der Pflanzmaschine entnehmen die Sämlinge dem Rad, in das sie eingesetzt sind, und verpflanzen sie in eine vorbereitete Furche, drücken sie fest; dann wiederholen sie die Prozedur mit dem nächsten Sämling, bis die Behälter im Rad leer sind. Diese Methode ist für sich betrachtet bestimmt die billigste. Allerdings funktioniert sie nur unter den besten Pflanzbedingungen. Sind diese nicht gegeben, erleiden viele Sämlinge einen Schock und sterben ab. Diese im allgemeinen als »Nacktwurzelmethode« bekannte Art der Anpflanzung hat den Nachteil, daß in ihrem Verlauf eine Reihe von wasser- und nährstoffabsorbierenden Haarwurzeln beschädigt werden. Man muß bei ihrer Anwendung deshalb besonders darauf achten, Pflänzlinge und Boden mindestens eine Woche lang sehr gut zu wässern (beide müsssen dann konstant feucht gehalten werden), damit die Gefahr eines Absterbens durch Schockeinwirkung vermieden werden kann. Ein ausgewachsener Teebaum mag kaum umzubringen sein, sein junger Setzling ist jedoch ausgesprochen empfindlich.

Man hat ebenfalls empfohlen, ausgewählte Bäume nicht

über ihre Samen, sondern durch direkte Ableger fortzupflanzen. Auf diese Weise würde man besser garantieren können, daß die jungen Bäume tatsächlich dieselben Eigenschaften besitzen wie die alten, von denen sie abstammen. Man würde sich mit sehr großer Sicherheit Bäume von derselben hohen Qualität erhalten.

Der ideale Abstand zwischen den einzelnen Bäumen

Die Anpflanzung von Teebäumen in Plantagen ist ein vollkommen neuer Zweig der Landwirtschaft. Weitere Forschungen und eine Reihe von Experimenten sind deswegen unbedingt erforderlich. Erst wenn sie geleistet sind, wird man mit Gewißheit sagen können, in welchen Abständen die Bäume zu pflanzen sind, und welcher Abstand zwischen den einzelnen Baumreihen herrschen soll. In seinem natürlichen Biotop wächst *Melaleuca alternifolia* in dicht bewachsenem Buschland. Dies erschwert natürlich die Ernte, die mit der Hand erfolgen muß, weil man in den engen Räumen unmöglich Maschinen einsetzen kann. Außerdem ist das natürliche Biotop für den Maschineneinsatz viel zu sumpfig. Jede Maschine würde häufig darin steckenbleiben.

Zuerst nahm man auf Seiten der neuen Teebaum-Hersteller an, daß man weit auseinander gepflanzte Bäume besser abernten könnte. Dies ist natürlich richtig. Andererseits haben Untersuchungen wie die von Small aus dem Jahr 1981 ergeben, daß die Bäume pro Hektar eine größere

Biomasse (also mehr Blätter) hervorbringen, wenn sie eng beieinander stehen. Deswegen haben einige neuere Plantagen pro Hektar 20 bis 25 Tausend Teebäume angepflanzt. Dies scheint gegenwärtig der ideale Pflanzabstand zu sein. Ob diese Annahme richtig ist, werden erst die Zukunft und weitere Experimente zeigen können.

Die Ernte

Malaleuca alternifolia ist ein schnell wachsender Baum. Je nach Bodenbeschaffenheit und klimatischen Bedingungen erreichen seine ein oder zwei Stämme im ersten Jahr bereits eine Durchschnittshöhe von bis zu 2 Metern. Ja, man kann einige von ihnen bereits nach 12 bis 15 Monaten zum ersten Mal abernten. Hat man die Stämme abgeschnitten, wachsen von den Seiten des Stumpfes zahlreiche Schößlinge nach, so daß die Pflanze nun mehr einem Strauch als einem Baum ähnelt.

Heute setzt man auf den Plantagen Erntemaschinen ein. Sie schneiden den Baum über dem Boden ab und bringen Blätter und Zweige direkt zum Destillierofen, wo sie sofort über die traditionelle Dampfdestillation verarbeitet werden.

Aus jahrelanger Erfahrung haben die Farmer gelernt, daß grüne Früchte niemals dasselbe Aroma haben werden wie die Früchte, die man auf dem Baum ausreifen läßt. Andererseits kommen ihre Pfirsiche oder Pflaumen fleckig oder sogar leicht angefault auf den Markt, wenn sie sie zu lange auf den Bäumen belassen. Den meisten Teebaum-

Farmern fehlt diese Erfahrung noch. Deshalb sollen neue Untersuchungen die ideale Erntezeit für die Teebaum-Blätter erst noch ermitteln.

Erfahrene Busch-Schnitter wissen, daß die Jahreszeit der Ernte über Öl-Qualität und Öl-Menge entscheidet. Penfold und seine Mitarbeiter haben schon vor vielen Jahren entdeckt, »daß die aus den Blättern zu gewinnende Öl-Menge im Sommer höher ist als im Winter. Sie steigt im November (in Australien der erste Sommermonat) ganz dramatisch und fällt im Juni wieder ab, wenn in Neusüdwales der Winter einsetzt.« (Penfold, Morrison und McKern, 1948)

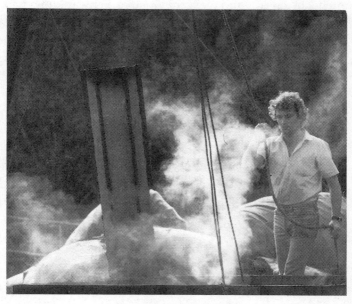

Der Destillierofen wird stets bis zum Rand gefüllt. Ein guter Schnitter kann pro Tag im Buschland bis zu einer Tonne Blätter ernten.

Für die Plantagen-Bauern stellt sich die Situation jedoch keineswegs so einfach dar. Bei ihrer Wahl des richtigen Zeitpunkts für die Ernte müssen sie nicht nur die auf den Bäumen stehende Bio- und Ölmasse kalkulieren, sondern auch die von den Bäumen benötigte Regenerationszeit in ihre Überlegungen einbeziehen. Zur Zeit beschäftigt sich die Macquarie-University seit 1987 mit dieser Frage (Williams und Home). Der gegenwärtige Informationsstand läßt jedoch noch keine eindeutigen Schlüsse zu. Wie es scheint, erreichen die Bäume nicht alle zur gleichen Zeit den Zustand höchster Reife (wenn der Öl-Gehalt der Blätter am höchsten ist), und weiterhin können Schwankungen in den jährlichen Niederschlagsmengen noch weitere Variablen ins Spiel bringen. Vorläufig geht man davon aus, daß man im Dezember mit der Ernte beginnen und sie bis in den Juni hinein fortsetzen sollte, wobei zu berücksichtigen ist, daß die früh im Sommer (also im Dezember und Januar) abgeernteten Bäume schneller nachwachsen als die später abgeernteten Bäume. Eine frühe Ernte kommt also dem Ernteertrag des nächsten Jahres zu gute. Zweifellos wird es aber noch einige Jahre dauern, bis die Teebaum-Pflanzer aus Versuchen und Fehlschlägen gelernt haben werden, wann genau sie ernten müssen, um von ihren Bäumen die größtmögliche Menge an Teebaum-Essenz zu gewinnen.

Praktische
Anwendung

Akne und Pickel

Akne ist eine weit verbreitete Hautunreinheit, hervorgerufen im allgemeinen durch ein Ungleichgewicht im Hormonhaushalt, das eine Überaktivität der Talgdrüsen im Gesicht sowie auf der Brust und auf dem Rücken auslöst. Der im Überschuß produzierte Talk setzt sich unter der Haut fest, es bildet sich eine Talkverstopfung, ein kleiner schwarzer Punkt, der schließlich zu einem Pickel heranreift.

Verantwortungsvolle Hautärzte gestehen generell ein, daß es kein Wunderheilmittel gegen Akne gibt; sie wird in den meisten Fällen schließlich von selbst verschwinden. Dies jedoch ist kein Trost für Millionen von Teenagern, die ihr Ansehen unter Gleichaltrigen von häßlichen Pickeln gefährdet, ja ruiniert sehen. Sie geben lieber eine Menge Geld für die neuesten in der Werbung angepriesenen Aknecremes und -lotionen aus. Dabei stimmen alle Fachleute überein, daß ein Verzicht auf fettige Speisen und eine Diät mit vielen frischen Früchten und Gemüsen viel mehr zu leisten imstande wäre. Außerdem sollte man sich bei Akne mit einer guten antiseptischen Seife waschen und maßvoller Sonnenbestrahlung aussetzen. Radikale Eingriffe, wie etwa das Ausdrücken der Pickel, werden diese nur vermehren; davon ist also abzuraten.

Es gibt eine große Anzahl von Markenartikeln zur Behandlung von Akne. Viele davon helfen aufgrund ihrer antiseptischen Eigenschaften zumindest, die Ausbreitung der Entzündung zu stoppen. Einige jedoch wirken stark ätzend, vor allem die auf Superoxyd basierenden Reinigungsmittel. Ihr regelmäßiger Einsatz in größeren Mengen wird möglicherweise die gesunde Haut angreifen, besonders die empfindliche Gesichtshaut. Hier nun können sich die Vorteile des Teebaumöls wirksam entfalten, denn es ist ein kräftiges Antiseptikum und dabei (wegen seiner niedrigen Cineolwerte) doch lindernd, so daß es der feinen Gesichtshaut keinen Schaden zufügen kann.

Noch etwas anderes spricht für die Essenz des Teebaums: da sie mehr als andere Substanzen in die Haut einzudringen vermag, wird sie sogar die Pickelherde unter der Hautoberfläche auflösen, die andernfalls nur sehr schwer ausheilen.

Bis heute verfügen wir über noch keinerlei klinische Daten, die den Einsatz von Teebaumöl gegen Akne beweiskräftig stützen würden, aber versucht haben es schon viele, und mit geradezu erstaunlichem Erfolg. Man wäscht sich gründlich das Gesicht und trägt dann am ersten Tag der Behandlung das Teebaumöl mit den Fingersitzen oder einem Wattestäbchen direkt aus der Flasche drei bis vier Mal auf die Haut auf und wiederholt dieselbe Prozedur an den nächsten drei Tagen zwei bis drei Mal. Auch noch eine andere Methode verspricht vielversprechende Heilerfolge: einfach drei bis sechs Tropfen der reinen Essenz in warmes Wasser geben und das Gesicht damit reinigen.

In Australien gibt es Teebaumöl auch in einer erfrischenden gelben Seife, die einen angenehm würzigen Duft hat. Der Seifenmasse sind 2% Essenz von *Melaleuca alternifolia* beigemischt und sie ist zur Unterstützung der Behandlung von Akne auch für die empfindlichste Haut geeignet. Thursday Plantation bietet darüber hinaus eine nicht fettige antiseptische Creme an, die man zur Behandlung von Akne auf die Haut auftragen kann.

Arthritis

Arthritis ist eine Entzündung der Gewebe in einem oder mehreren Gelenken, die im allgemeinen Schmerzen und Schwellungen hervorruft. Sie hat eine Vielzahl von Ursachen, akute (zum Beispiel nach einer Verletzung oder Infektion) oder chronische (zum Beispiel psychische Faktoren oder falsche Ernährung). Chronische Arthritis tritt hauptsächlich in zwei Spielarten auf: rheumatische Arthritis und chronische Knochen- und Gelenkentzündung (Osteoarthritis). Unter rheumatischer Arthritis können auch jüngere Menschen leiden, chronische Knochen- und Gelenkentzündung hingegen ist fast ausnahmslos eine Alterskrankheit. Die Schulmedizin verordnet gegen beide Arten von Arthritis gewöhnlich schmerzstillende und entzündungshemmende Mittel.

Was nun kann Teebaumöl gegen diese arthritischen Beschwerden ausrichten? Darüber gibt es Berichte von einer ganzen Reihe von Patienten. Sie haben durch Erfahrung entdeckt, daß drei bis fünf Tropfen Teebaumöle, mit einer kleinen Menge Babyöl vermischt und tief in die schmerzenden Gelenke einmassiert ihnen spürbare Erleichterung verschuf. Da Teebaumöl, wie wir bereits feststellten, durch die Haut in tiefer liegende Gewebe einzudringen vermag und zudem leicht anesthesiert, kann es auch arthritische Schmerzen lindern.

Blasenkatarrh

Blasenkatarrh (Cystitis) ist eine Infektion der Blase, hervorgerufen von einem Krankheitserreger aus dem Darm, der über die Harnröhre in die Blase gelangt ist. Da die Harnröhre bei Frauen kürzer ist und ihr Ausgang näher am After liegt, leiden sie im allgemeinen häufiger unter Blasenkatarrh als Männer. Zu den Symptomen gehören häufiges Harnlassen, trüber Urin mit gelegentlich ausgeprägtem »fischigem Geruch« und beim Harnlassen Schmerzen in den Genitalien. Gelegentlich kommt es sogar zu erhöhter Temperatur. Die Beschwerden dauern gewöhnlich vier bis fünf Tage an, und man empfiehlt dem Kranken, zu ruhen und möglichst viel Flüssigkeit zu sich zu nehmen. Gelegentlich werden auch Antibiotika verschrieben, vor allem in chronischen Fällen und bei wiederholtem Auftreten der Krankheit.

Dr. Paul Belaiche hat an sechsundzwanzig Patientinnen mit chronischer Cystitis, die trotz mehrerer Behandlungszyklen mit Antibiotika ihr Leiden immer noch nicht auskuriert hatten, eine aufschlußreiche Studie durchgeführt. Den ersten dreizehn Frauen gab er Teebaumöl zur oralen Einnahme (24 Milligramm täglich, drei Mal in Dosierungen von je 8 Milligramm eine halbe Stunde vor den Mahlzeiten einzunehmen). Die anderen dreizehn Patientinnen erhielten stattdessen einen Plazebo, der wie Teebaum-Essenz roch.

Er führte dann an seinen Patientinnen nach einem Monat Kontrolluntersuchungen durch, die er nach drei und sechs weiteren Monaten wiederholte. Die Ergebnisse waren keineswegs spektakulär. Zahlreiche Patientinnen beider Versuchsgruppen mußten im Laufe der Testperiode einen oder mehrere Behandlungszyklen mit Antibiotika über sich ergehen lassen, weil schwere Ausbrüche von Blasenkatarrh dies erforderlich machten. Nach sechs Monaten jedoch änderte sich das Bild. Sieben von den dreizehn Patientinnen, denen Teebaumöl zur Einnahme verabreicht worden war, zeigten keinerlei Symptome mehr, während in der Kontrollgruppe mit den Plazebos keinerlei nennenswerte Verbesserungen feststellbar waren. Belaiche schloß daraus:

»Die erste derartige Untersuchung scheint ergeben zu haben, daß das ätherische Öl von Melaleuca alternifolia chronischen, von Kolibakterien ausgelösten Blasenkatarrh auszuheilen vermag. Vor allem vier Qualitäten haben uns davon überzeugt, Teebaumöl als ein für die Aromatherapie wichtiges neues Antiseptikum zu betrachten: es ist nicht-toxisch; es reizt nicht die Schleimhäute; es ist allgemein verträglich; und es hat eine kräftige keimtötende Wirkung.

Auch noch eine andere Kapazität ist von den Heilkräften des Teebaumöls beeindruckt, nämlich Dennis Stewart, ein bekannter Heiler für Naturheilverfahren und Leiter des *Southern Cross Herbal College* in Neusüdwales. Er schreibt: »Wir setzen die Essenz des Teebaums gegen eine Reihe von Infektionen im urogenitalen Bereich ein, besonders gegen Scheidenentzündungen, Blasenkatarrh, Harnleiterinfektionen und viele Arten von Pilzbefall. Die Essenz ist für uns die erste Wahl bei der Behandlung aller dieser Leiden. Wir verabreichen sie in Übereinstimmung mit der amtlichen englischen Arzneimittelliste in Form oraler Einnahme und gebrauchen sie in lokaler Anwendung.«

Furunkel und Abszesse

Bei einem Abszess handelt es sich um einen lokalen Inftionsherd. Bildet er sich auf der Haut, wo er sich häufig um einen Haarbalg ansetzt, bezeichnen wir ihn als Furunkel. Ein Furunkel macht sich zuert als kleine, schmerzhafte Schwellung bemerkbar. Der Haarbalg und die Zellen in seinem Umfeld sterben infolge von Bakterieneinwirkung ab und nach zwei bis drei Tagen bildet sich eine kleine Eiterablagerung unter der Haut, die schließlich zur Hautoberfläche durchdringt, wo sie abfließt. In schlimmeren Fällen ballen sie sich zu Karbunkeln, einer Gruppe unmittelbar benachbarter Furunkel. Diese kommen zustande, wenn sich mehr als ein Haarbalg infiziert. Unter der Haut können dann zahlreiche Eiterkanäle wuchern, die in mehreren benachbarten Furunkeln durchbrechen. Furunkel treten zumeist an behaarten oder durch Reibung besonders beanspruchten Körperstellen in Erscheinung, also unter den Achselhöhlen, auf dem Nacken, in den Nasenhöhlen, zwischen den Beinen und in der Gesäßfalte. Unbehandelt brauchen sie etwa eine Woche, bis sie aufgehen und der Eiter abfließt. Manchmal sind sie jedoch zählebiger. Es können auch zwei Wochen bis zu ihrer Abheilung vergehen.

Furunkel sind seit vielen tausend Jahren beobachtet worden. Einige Menschen sind für diese Art der Infektion besonders anfällig, vor allem wenn sie kräftemäßig erschöpft sind und/oder unter starkem seelischen Druck stehen. Unter Umständen leiden sie unter derartig starken Schmerzen, daß sie an nichts anderes mehr denken können. Es werden eine ganze Reihe von Behandlungsmethoden empfohlen, die jedoch zum größten Teil auf eine Unterdrückung der Schmerzen und nicht auf eine möglichst schnelle Ausheilung der Infektion abzielen.

Eine traditionelle Methode besteht darin, das Furunkel zu öffnen, so daß der Eiter abfließen kann. Was dem Patienten jedoch große Schmerzen bereiten mag und zudem die Gefahr in sich birgt, die Infektion noch weiter auszubreiten. Heutzutage hat es sich in der medizinischen Praxis durchgesetzt, ein Furunkel nur dann zu öffnen, wenn alle anderen Behandlungsversuche versagt haben. Stattdessen neigt man dazu, dem Patienten Ruhe zu empfehlen, damit sich die natürlichen Abwehrkräfte des Körpers regenerieren und das Furunkel selbst abstoßen können. Oder man verordnet heiße Umschläge, die den Reifeprozeß des Furunkels beschleunigen. Antiseptische Cremes und ähnliche Substanzen sollen möglichst nicht aufgetragen werden, weil diese sich zumeist unfähig erweisen, durch die Hautoberfläche zum eigentlichen Entzündungsherd vorzudringen.

Gerade in dieser Hinsicht unterscheidet sich Teebaumöl jedoch von anderen Antiseptika. Man hat ja bereits mehrfach nachgewiesen, daß es die Hautoberfläche durchdringt und einen darunter liegenden Infektionsherd direkt angreift. Darüber hinaus wirkt es wie ein Lösungsmittel und kann infolgedessen Eiterablagerungen zersetzen. Diese beiden Eigenschaften empfehlen es für die Behandlung von Furunkeln. Überdies bleibt es bei aller Wirksamkeit sehr sanft und wird deswegen, ungleich anderen bekannten Desinfektionsmitteln, das gesunde Gewebe schonen.

Ist ein Furunkel einmal aufgebrochen, muß man unbedingt

darauf achten, daß die Infektion sich nicht auf andere Körperstellen ausbreitet; außerdem sollte vermieden werden, daß sie sich auf ein anderes Familienmitglied überträgt. Das heißt: das geplatzte Furunkel muß regelmäßig mit einem guten Antiseptikum ausgewaschen werden; desgleichen alle Kleidungsstücke, Bettlaken und -bezüge und Handtücher. Auch ein Badewasserzusatz wäre zu empfehlen, damit alle Keime abgetötet werden. Wegen seiner besonderen Art zu wirken eignet sich Teebaumöl für alle diese Zwecke.

Es gibt genügend Geschichten, die den Wert des Teebaumöls bei der Behandlung von Furunkeln belegen. So führte der amerikanische Arzt Henry M. Feinblatt aus Brooklyn in New York eine Reihe von kontrollierten klinischen Studien durch, um die Wirksamkeit von Teebaumöl nachzuweisen. Seine Ergebnisse veröffentlichte er unter 1960 dem Titel »Cajeput-Type Oils for the Treatment of Furunculosis« (»Cajeputartige Öle zur Behandlung von Furunculosis«) im *Journal of the National Medical Association.*

Feinblatt benützte fünfunddreißig eigene Patienten als Versuchspersonen, die ihn zur Behandlung ihrer Furunkel in seiner chirurgischen Praxis aufgesucht hatten; drei davon litten sogar unter Karbunkeln. Von diesen fünfunddreißig Patienten behandelte Feinblatt fünfundzwanzig mit der Essenz von der australischen Pflanze *Melaleuca alternifolia*, während er bei den restlichen zehn das Öl nicht zum Einsatz brachte. Die Anwendung war denkbar einfach: zuerst wurde die befallene Hautstelle gereinigt, dann das Furunkel zwei bis drei Mal am Tag reichlich mit Teebaumöl bestrichen.

Fünf der zehn nicht mit Teebaumöl behandelten Patienten mußten sich ihre Furunkel schließlich chirurgisch öffnen lassen, bei den anderen fünf war das Furunkel auch nach acht Tagen noch vorhanden. Hingegen mußte sich nur einer der fünfundzwanzig anderen Patienten das Furunkel aufschneiden lassen. In fünfzehn Fällen war die Infektion nach acht Tagen vollkommen abgeklungen, während in sechs anderen Fällen sich das Furunkel um mehr als die Hälfte seiner ursprünglichen Größe zurückgebildet hatte. In keinem Fall kam es zu toxischen Komplikationen, und nur drei Patienten klagten über ein leichtes Brennen beim Auftragen der Essenz.

Feinblatt schloß, daß das Öl von *Melaleuca alternifolia* »die Heilung im Vergleich zur Kontrollgruppe fraglos beschleunigte, noch dazu ohne Narbenbildung.« Seiner Meinung nach trug die keimtötende Wirkung der Essenz gegen *Staphylococcus aureus* zur schnellen Verheilung der mit ihr behandelten Furunkel bei. Deswegen empfahl er, vor jedem chirurgischen Eingriff erst einmal die äußerliche Anwendung von Teebaumöl zu versuchen.

Einige Ärzte haben auch von ihrer erfolgreichen Behandlung von Furunkeln mit Melasol berichtet, einer Emulsion bestehend aus 40% Teebaumöl in Rizinusöl-Seife mit circa 13% Isopropyl-Alkohol. In besonders schwerwiegenden Fällen kann man auch ein Stück Mull in Teebaumöl tränken und bis zu zwölf Stunden auf das Furunkel auflegen. In den meisten Fällen wird es jedoch genügen, drei Mal täglich Teebaumöl direkt auf die entzündete Stelle aufzutragen.

Haarpflege

Da Teebaumöl einerseits sehr sanft auf die Haut einwirkt, andererseits jedoch hervorragende antiseptische Eigenheiten besitzt, ist es der ideale Zusatz zu allen Haarpflegemitteln. Viele haben es schon dem Badewasser zugesetzt und dann auch ihrem Shampoo einige Tropfen Teebaumöl beigemischt; die Ergebnisse waren stets mehr als nur zufriedenstellend. Thursday Plantation hat inzwischen zwei Shampoos auf den Markt gebracht - eines für normales bis fettiges, das andere für trockenes Haar. Beide Shampoos verströmen einen erfrischenden, sauberen Duft. Sie bestehen aus Lauryläthersulphat, Zitronensäure, Natriumchlorid, Kokosnußdiethalonamiden und Wasser mit einem Zusatz von 2% Teebaumöl.

Das ätherische Öl des Teebaums bekämpft Bakterien- und Pilzinfektionen auf der Kopfhaut und wirkt überdies wie ein potentes Lösungsmittel, das verstopfte Poren und Haarbälge reinigt. Damit stützt es den freien Fluß der körpereigenen Fette und kräftigt das Haar auf natürlichem Weg, macht es gesund und pflegeleicht. Außerdem gibt es noch einen Festiger mit Teebaumöl zur zusätzlichen Pflegespülung nach der Haarwäsche.

Schon 1939 hatte der Parfümeur und Kosmetikchemiker Robert Goldsborough von einem mit 3% Teebaumöl versetzten flüssigen Haarwaschmittel gegen Schuppen berichtet. Er sprach von den ausgezeichneten Ergebnissen, die sich damit erzielen ließen und sagte dem Produkt einen großen Erfolg voraus.

Mit dem ätherischen Öl des Teebaums angereichertes

Shampoo behandelt überdies erfolgreich den häßlichen Kopfschorf, den wir bei Säuglingen so häufig antreffen. Zu diesem Zweck sollten wir als erstes fünf Tropfen reine Essenz sanft in die Kopfhaut einmassieren, diese etwa fünf Minuten einziehen lassen, das Haar schließlich mit Teebaum-Shampoo waschen und mit klarem Wasser spülen.

Kopfläuse (Nissen, Pediculosis)

Fast jeder Kindergarten und jede Vorschule muß gelegentlich mit Kopfläusen rechnen, die sich nach Jahren, in denen man sie für ausgerottet hielt, nun wieder häufen. Diese winzig kleine Störenfriede saugen Blut (gewöhnlich von der Kopfhaut) und verursachen einen peinigenden Juckreiz. Ihre Eier (die sogenannten Nissen) sind auf den ersten Blick kaum wahrnehmbar, grau-weiße Pünktchen, die fest an den Haaren hängen und fast nicht zu beseitigen sind. Wenn man das Haar Strähne für Strähne untersucht (am besten gegen den Strich von unten hochkämmt), erkennt man sie jedoch sehr gut. Kopfläuse springen sehr leicht von einem Kind auf das nächste über und machen selbst vor dem saubersten Schopf nicht halt. Man bekämpft sie zumeist mit einem chemischen Spezialshampoo, das Gamma-Leichtbezinhexachlorid enthält. Wer seine Kinder vor Chemikalien schützen will, kann es jedoch auch mit einem Teebaum-Shampoo versuchen, dem er 10 Tropfen reine Essenz beimischen sollte. Das Shampoo muß dabei vor der Spülung mit klarem Wasser zehn Minuten auf die Kopfhaut einwirken, die Behandlung nach einer Woche wiederholt werden. Allerdings sollten Sie peinlich darauf achten, daß die Mischung nicht mit den Augen Ihres Kindes in Berührung kommt, denn das würde ein heftiges Brennen verursachen. Die Essenz des Teebaums wirkt wie ein kräftiges Antiseptikum und ist deswegen ein wirkungsvolles Insektizid. Überdies fördert diese Art von Behandlung das Haar, denn sie gibt ihm seine natürliche, samtige Qualität.

Hautentzündung (Dermatitis)

Unter dem Begriff Dermatitis fassen wir eine Reihe von Beschwerden zusammen; viele von ihnen sind Allergien. Hautentzündungen sind häufig auf eine Überempfindlichkeit der Haut zurückzuführen, verursacht von einer Reihe von Reizstoffen wie etwa Reinigungsmittel, Nylon, Wolle, Metalle, Schmieröle und Zement. Auch die lästigen Wundstellen unter den Windeln unserer Kleinen fallen unter die Rubrik Dermatitis, hervorgerufen von dem im Urin enthaltenenen Ammoniak.

Die Symptome allergischer Dermatitis offenbaren sich in den verschiedensten Formen, äußern sich jedoch im allgemeinen als Entzündung, Schwellung, Pusteln und Juckreiz. Gewöhnlich reagiert man darauf, indem man sich an der befallenen Stelle kratzt - was den Juckreiz nur vermehrt und die Infektion womöglich weiter ausbreitet. Manchmal lassen sich die Ursachen der Hautreizung nur schwer bestimmen, weil diese zeitverzögert (lange nach dem eigentlichen Kontakt mit dem Reizstoff) auftreten mag. Ja, es kommt durchaus vor, daß Industriearbeiter viele Jahre lang ohne negative Folgen täglich mit bestimmten Stoffen in Berührung kommen. Und dann entwickeln sie plötzlich ohne ersichtlichen Grund eine allergische Reaktion. Ähnliches kann uns sogar im Badezimmer passieren: jahrelang benutzen wir dasselbe Deodorant oder Aftershave und plötzlich sind wir allergisch dagegen.

Dermatitis läßt sich oft nur schwer behandeln, weil wir erst ihre Ursachen aufdecken müssen, bevor wir sie beseitigen können. Die gewöhnliche Behandlung besteht in der Anwendung reizhemmender Cremes aus Steinkohleteer und Steroiden, die die Entzündung eindämmen sollen. Bei schwerwiegenderen Hautinfektionen werden dazu gewöhnlich antibiotische Cremes verschrieben.

Inzwischen belegen eine Reihe von Berichten zufriedener Patienten, daß wir Dermatitis und andere juckende Hautbeschwerden (wie etwa Windpocken) mit Teebaumöl besonders erfolgreich behandeln können. Um dies zu veranschaulichen, will ich an dieser Stelle eine eindrucksvolle Geschichte wiedergeben, die Frau MacNamara aus Sydney Thursday Plantation in einem Brief begeistert mitteilte:

»Mein Mann hatte sich infolge seines Berufes eine schlimme Allergie gegen Zementstaub zugezogen und sich schon vier Jahre lang erfolglos dagegen behandeln lassen. Sein Zustand verschlechterte sich zunehmend, bis er schließlich an den Rollstuhl gefesselt war, weil die Haut auf seinen Fußsohlen und Waden dermaßen zart geworden war, daß ihm selbst die leiseste Berührung mit Teppichboden, Schuhen und Seidenpyjamas noch große Schmerzen verursachte und sogar Blutungen hervorrief.
Wir haben Hunderte von Medikamenten versucht, allesamt von

Spezialisten verordnet. Der Briefwechsel mit unserer Versicherung zeigt, daß wir in den letzten zwei Jahren auf der Suche nach der geeigneten Creme mehr als 3000 Dollar ausgegeben haben. Schließlich eröffnete uns unser Arzt, daß innerhalb der nächsten zwölf Monate eine Amputation beider Beine unterhalb der Knie wohl unausweichlich sei. Wir sollten uns schon einmal darauf einstellen. Glücklicherweise sah ich etwa in dieser Zeit im Fernsehen einen Dokumentarbericht über Teebaumöl und sagte mir: das müssen wir versuchen. Ich kaufte im Naturkostladen ein kleines Fläschchen, und wir rieben die befallenen Körperstellen mit der Essenz ein. Alle Beschwerden waren in nur zwei Wochen vollständig abgeklungen, und es hat seitdem (das heißt seit elf Monaten) keinen Rückfall mehr gegeben.«

Herpes (Bläschenausschlag)

Unter dem Begriff Herpes faßt man eine umfangreiche Gruppe von Viren zusammen. Zu den bekannteren Arten von Herpes gehören Fieberbläschen, der Bläschenausschlag an den Geschlechtsorganen (genitaler Herpes) und die sogenannte Gürtelrose.

Fieberbläschen sind entzündete, bläschenartige Wundstellen, zumeist auf den oder nahe der Lippen oder im Gesicht auftretend, die etwa eine Woche lang andauern. Es gibt Menschen, die besonders anfällig für Fieberbläschen sind, vor allem wenn sie übermüdet sind oder unter großem Druck stehen, wenn sie unter einer anderen Infektion (etwa einer Erkältungskrankheit) leiden oder kräftiger Sonnenbestrahlung oder kalter Zugluft ausgesetzt sind. Fieberbläschen sind infektiös, das heißt, sie können sich über den eigenen Körper ausbreiten und einen anderen anstecken. Auf Antibiotika reagieren sie nicht. Die Schulmedizin kennt also keine verläßliche Behandlungsmethode. Man beschränkt sich im allgemeinen darauf, den Schmerz zu lindern und einer weiteren Ausbreitung der Infektion vorzubeugen.

Unglücklicherweise sind die meisten Antiseptika zu scharf und reizen die ohnehin empfindliche Haut infolgedessen nur noch mehr. Nur Teebaumöl kann man unbesorgt auf die Läsion auftragen. Es wird keine Schmerzen bereiten und aufgrund seiner stark antiseptischen Wirkung überdies den Infektionsherd erstens schnell austrocknen und zweitens seine weitere Ausbreitung verhindern. Die Anwendung ist in diesem Fall besonders simpel: die Essenz einfach aus der Flasche auftragen. Dies wirkt um so schneller, je eher wir es nach dem Ausbruch der Fieberbläschen durchführen.

Die Verdienste des Teebaumöls verbreiten sich vor allem über Mundpropaganda, wie ein Brief von Roger McDonald von Surfers Paradise in Queensland abermals belegt:

»Ich hatte schrecklich viele Fieberbläschen, weil ich zu lange in der Sonne gewesen war und mir einen fürchterlichen Sonnenbrand zugezogen hatte. Nach Meinung meines Hautarztes war dagegen nichts zu tun als abzuwarten, denn es handle sich um einen Virus. Mein Nachbar empfahl mir Teebaumöl, und zu meiner großen Überraschung half es tatsächlich. Jetzt empfiehlt mein Hautarzt auch seinen Patienten Ihre Essenz gegen Fieberbläschen.«

Unangenehmer noch als Fieberbläschen und auch immer mehr verbreitet ist der genitale Herpes, die Bläschenbildung an den Geschlechtsorganen. Es handelt sich um eine Geschlechtskrankheit; ihre Zuwachsrate ist besorgniserregend.

Genitaler Herpes manifestiert sich in starkem Jucken und in einer Rötung der Haut an den Geschlechtsorganen. Sehr bald bilden sich dann kleine Bläschen, die recht stark schmerzen können. Der erste Anfall ist zumeist der schlimmste. Die Bläschen tun furchtbar weh, eine Pein, die zwei bis drei Wochen andauern kann, von allgemeinem Unwohlsein begleitet. Damit nicht genug, denn der erste Anfall wird sich wahrscheinlich wiederholen, wenn auch mit verminderter Heftigkeit. Auslösende Faktoren sind vornehmlich: Streß, andere Infektionsherde im Körper und Geschlechtsverkehr. Die weniger heftigen Folgeanfälle dauern zumeist vier bis fünf Tage und können ebenfalls sehr unangenehm sein.

Genitaler Herpes ist stark ansteckend und wird durch den Sexualakt weitergegeben; es ist deswegen anzuraten, sich nach einem Anfall zumindest eine Woche lang jeder sexuellen Betätigung zu enthalten. Frauen leiden noch mehr unter genitalem Herpes als Männer, und zwar gleich in zweifacher Hinsicht: einmal sind die Anfälle heftiger und zweitens kann eine Schwangere sogar ihr ungeborenes Kind mit dem Herpes-Virus infizieren.

Wie die Fieberbläschen spricht auch der genitale Herpes nicht auf Antibiotika an. Man kann nicht viel mehr tun als zu versuchen, Schmerzen und Juckreiz zu lindern und die Infektion einzudämmen, das heißt: ihre Ausbreitung zu verhindern. Ich habe jedoch schon verschiedentlich gehört, daß ein wenig Teebaumöl, auf die Herpesbläschen aufgetragen, die Heilung beschleunigen und die Bildung neuer Bläschen verhindern soll. Dies ist allein der unvergleichlichen Milde der Essenz zu verdanken: sie ist eines der wenigen Mittel, das wir auf die reizempfindliche Haut der Geschlechtsorgane auftragen können, ohne damit gleich die höllischsten Schmerzen zu verursachen. Andere haben es bei genitalem Herpes als hilfreich empfunden, ihrem Badewasser dreißig Tropfen Teebaumöl beizufügen oder eine wasserverdünnte Mischung zu bereiten, die man anschließend mit einem Zerstäuber auf die befallenen Körperstellen sprüht.

Da Teebaumöl Fieberbläschen und genitalen Herpes eindämmt, wird es wahrscheinlich auch gegen Gürtelrose helfen. Gürtelrose (Herpes zoster) ist sehr schmerzhaft; vor allem ältere Leute leiden darunter. Gegenwärtig kann man nicht viel mehr dagegen tun, als ein Schmerzmittel zu verordnen. Vor allem eine noch in den Anfangsstadien sich befindende Gürtelrose kann verkürzt werden. Man muß dann nach der frühen Diagnose nur noch ein virentötendes Mittel auf die fleckigen Hautstellen auftragen. Da Teebaumöl keinerlei negative Nebenwirkungen zeigt, darf man es unbesorgt auf rote Flecken zwischen den Rippen auftragen, wo sich die Gürtelrose im allgemeinen ansiedelt.

Infektionen der Atemwege

Erkältungen, Halsentzündungen und Grippen, das sind die Krankheiten, die uns am häufigsten heimsuchen, und gegen die wir dennoch merkwürdigerweise nur wenig ausrichten können. Gewöhnlich handelt es sich um Virus-Infektionen, die nicht auf Antibiotika ansprechen. Allerdings hat es sich der Mensch von heute angewöhnt, bei fast allen Beschwerden unmittelbare Erleichterung zu erwarten: die Instant-Kur. Die Apotheken haben also eine schier unendliche Palette von »Grippe-Mitteln« im Angebot, die die verschiedenen Erkältungssymptome auf der Stelle zu beseitigen versprechen. Viele dieser Produkte wirken allein wegen ihres Plazebo-Effektes, andere enthalten potentiell schädliche Substanzen, die vor allem bei häufiger Einnahme unangenehme Nebenwirkungen auslösen können.

Aber es gibt auch ungemein wirkungsvolle und in jedem Fall harmlose Hausmittel, etwa ein Fläschchen Teebaumöl (das überdies zu den preiswertesten solcher Mittel zählt). Liegt Ihr Kind wieder einmal mit einer schweren Erkältung im Bett und klagt in der Nacht, daß es keine Luft mehr bekommt, sprenkeln Sie einfach ein paar Tropfen Teebaumöl auf ein Taschentuch oder direkt auf das Kopfkissen. Gegen die Nase gehalten, wird es fast augenblicklich Erleichterung verschaffen. Sie können auch bedenkenlos die Nase mit der Essenz einreiben, denn diese wird im allgemeinen kein Brennen verursachen. Dies werden Sie um so lieber tun, als Sie ja wissen, daß das Öl von Malaleuca alternifolia völlig unschädlich ist. Sie können es so häufig anwenden, wie die Situation es erfordert.

Mancher inhaliert vielleicht lieber. Auch dies ist möglich. Geben Sie einfach einige Tropfen Teebaumöl (im allgemeinen genügen fünf) in eine mit heißem Wasser gefüllte Schüssel und atmen Sie die Dämpfe ein. Die Ergebnisse werden Sie überzeugen. Sie können die Essenz sogar in den Tank eines Luftbefeuchters geben. Von vielen wird die von einem Luftbefeuchter in geschlossenen Räumen gewährleistete konstante höhere Luftfeuchtigkeit als angenehm empfunden, und sie erweist sich zudem als hilfreich bei der Behandlung von Nebenhöhlenentzündungen und -verstopfungen sowie bei allen kehlkopfdiphterieartigen Hustenanfällen. Man kann Brust und Rücken mit Teebaumöl einreiben oder vor dem Schlafengehen einige Tropfen der Essenz auf das Kopfkissen sprenkeln. Gegen ständigen Hustenreiz empfiehlt sich, drei Tropfen Teebaumöl auf einen Eßlöffel Honig zu geben und die Mischung langsam im Munde zergehen zu lassen.

Seine kräftige antiseptische Wirkung macht Teebaumöl für die Behandlung von Halsentzündungen besonders geeignet. Je früher wir es anwenden, desto wirkungsvoller wird es sich erweisen, zum Beispiel in Form einer Mundspülung, bestehend aus einem Glas warmem Wasser und sechs Tropfen Teebaumöl. Es empfiehlt sich, damit zwei Mal täglich zu gurgeln. Oder Sie geben drei Tropfen Teebaumöl auf einen Eßlöffel Honig oder ein Stück Würfelzucker und lassen diese langsam im Munde zergehen. Überdies eignet sich Teebaumöl als Zusatz zu Fruchsäften. Drei Tropfen Teebaumöl auf ein Viertel Glas Saft (am besten Zitrone, denn der hohe Vitamin C-Gehalt der Zitrone verdoppelt die Wirkung) vermag Wunder zu wirken.

Das Fläschchen Teebaumöl sollte wahrlich in keiner Hausapotheke fehlen, denn sein duftender Inhalt kann eine ganze Reihe von Beschwerden lindern. Außerdem spart es die Ausgaben für den Kauf verschiedener Mittel für verschiedene kleine Krankheiten. Auch unterwegs ist es unschätzbar. Nehmen Sie es in Ihre Reiseapotheke auf, dann haben Sie es verfügbar, wann immer Sie es brauchen.

In Australien setzt sich Teebaumöl immer mehr durch. Viele Menschen haben seine Vielseitigkeit für sich entdeckt. Ein Ausschnitt aus einem Brief von Nolene Denize aus Kambah faßt ihre Meinung treffend zusammen:

»In unserer Familie gehört die Essenz zur Grundausstattung der Hausapotheke. Bisher kann ich aus eigener Erfahrung seine Wirksamkeit gegen Halsentzündungen und Hautflechten bezeugen. Außerdem ist es ein verträgliches Antiseptikum und lindert den Juckreiz nach Insektenstichen - echt beeindruckend.«

Insektenstiche

Ein warmes Klima und die Leidenschaft, viel Zeit im Freien zu verbringen, haben nur einen Nachteil: man wird häufig von den verschiedensten Insekten gestochen oder gebissen. Auch in Australien ist das so: Man warnt jeden Neuankömmling im Lande vor der Gefahr, die ihm von Spinnen und Insekten droht, und in jedem Haushalt gibt es eine ganze Reihe von kommerziellen Produkten, die diese gefährlichen kleinen Plagegeister entweder abwehren oder nach einem Biß den Schmerz lindern oder den Juckreiz stillen sollen. Leider jedoch enthalten einige dieser Produkte derartig gefährliche und schädliche Chemikalien, daß die meisten Menschen, anstatt diese anzuwenden, sich lieber mit den Insekten abfinden!

Dies ist nicht länger notwendig. Viele haben es schon seit langem gewußt: Teebaumöl vertreibt Insekten, es ist ein natürliches Abwehrmittel. Außerdem kann man es unmittelbar auf die Stiche oder Bißwunden auftragen, um das Jucken abzuschwächen und einer möglichen Infektion vorzubeugen. Zumal Kinder sind immer in dieser Gefahr, weil sie Insektenstiche häufig blutig kratzen. Da die Essenz überdies äußerst hautfreundlich ist, kann man bedenkenlos dieselbe Stelle immer wieder damit einreiben, ohne eine Reizung der Haut befürchten zu müssen.

Die Teebaum-Schnitter gehörten zu den ersten, die die insektenabwehrenden Eigenschaften des Teebaumöls an sich erproben konnten. So sprühten sie zum Beispiel ihre Socken damit ein, um die Blutegel abzuwehren, von denen es im natürlichen Biotop des Teebaums jede Menge gibt.

Außerdem kann man mit der Essenz bereits auf der Haut festgesaugte Blutegel vertreiben. Man sprenkelt zu diesem Zweck einige Tropfen Teebaumöl auf den Blutegel und die umgebende Haut. Der Blutegel wird fast auf der Stelle abfallen. Außerdem ist die Bißstelle durch das Öl automatisch desinfiziert. Dieselbe Behandlungsmethode wirkt auch gegen Zecken: Eine mit Teebaumöl beträufelte Zecke stirbt sofort ab und läßt sich leicht entfernen.

Viele Landarbeiter Australiens und andere, die sich häufig im Freien aufhalten müssen, schützen die offenen Hautstellen gegen Moskito-, Sandfliegen- und Flohbisse, indem sie sie mit Teebaumöl einreiben. Mit ein wenig Babyöl vermischt, wird es sich um so leichter auftragen lassen und noch besser in die Haut eindringen. Die Essenz bringt auch nach gewöhnlich schmerzhafteren Bienen- und Wespenstichen Erleichterung.

Gerade im heißen Sommer leiden Haustiere häufig vermehrt unter Flöhen, die selbst im saubersten Haus kaum auszumerzen sind. Gegen dieses Übel hat Thursday Plantation ein besonderes Anti Juck-Shampoo auf den Markt gebracht. Man kann es bedenkenlos so häufig wie notwendig anwenden und sogar mit zweifachem Nutzen: einmal lindert es die geröteten Entzündungsstellen auf der Haut Ihres Tieres und zweitens tötet es die Flöhe. Wenn sie zwischen den einzelnen Wäschen das Fell mit einem feuchten Schwamm abreiben, auf den sie zehn bis zwanzig Tropfen reine Essenz geträufelt haben, entsteht nochmals ein zusätzlicher Schutz.

Eine erstaunliche Geschichte über die Wirkung des Teebaumöls gegen Insektenbisse stammt von Harry Henry

Bungwahl aus Taree in Neusüdwales. Er schildert sie in seinem Brief an Thursday Plantation:

»*Kürzlich machte ich mit Ihrem Teebaumöl eine ganz erstaunliche Erfahrung, und zwar wurde ich von einer Trichternetz-Spinne gebissen ... Es passierte etwa um 1.00 Uhr in der Nacht, ein böser Biß, noch dazu äußerst schmerzhaft ... Ich legte mich aufs Bett und dachte über Möglichkeiten nach, die Schmerzen zu lindern, die immer intensiver wurden, kaum auszuhalten. Dann fiel mir das kleine Fläschchen Teebaumöl ein, das im Badezimmer stand. Meine Frau holte es und trug einige Tropfen auf die Bißstelle auf. Erstaunlich: der Schmerz ließ sofort etwas nach. ... Dann ging meine Frau zum Telefon und rief das Krankenhaus in Taree an. Während sie damit beschäftigt war, goß ich noch mehr Essenz über die Bißwunde, die in kurzer Frist vollkommen schmerzfrei war! Mein Sohn fuhr mich trotzdem zum Krankenhaus. Der Fuß tat mir nicht mehr weh, aber in Lippen und Fingerspitzen fühlte ich immer noch ein starkes Kribbeln. Man identifizierte die Wunde am Fuß als den Biß einer ausgewachsenen männlichen Trichternetz-Spinne. Schöne Bescherung! Dennoch sah man von einer weiteren Behandlung ab und behielt mich nur vier Stunden unter Beobachtung, um mögliche Komplikationen abzuwarten. Da nichts dergleichen geschah, konnte ich danach wieder gehen ... Das Teebaumöl hat den Schmerz der Bißwunde tatsächlich in Schach gehalten.*«

Der Biß einer Trichternetz-Spinne kann, vor allem bei kleinen Kindern, unmittelbar zum Tod führen. Nach langjähriger Forschung hat man kürzlich ein wirksames Gegengift entdeckt und sollte deswegen nach einem solchen Biß umgehend das nächstliegende Krankenhaus aufsuchen. Da jedoch Teebaumöl die Wirkung dieses Gegengiftes nicht beeinträchtigt, ist es ratsam, eine größere Menge auf die Bißstelle aufzutragen, während man auf medizinische Behandlung wartet. Ja die Essenz mag für sich schon heilkräftig genug sein, um die Wirkung des Spinnengiftes zu neutralisieren. Draußen im Busch, wo das nächste Krankenhaus gut hundert Kilometer entfernt sein mag, kann ein Fläschchen Teebaumöl sogar Leben retten.

Krampfadergeschwüre

Diese offenen, gewöhnlich schmerzfreien Wundstellen auf dem Unterschenkel, bilden sich immer dann, wenn die Venen nicht voll funktionsfähig sind; häufig sind Krampfaderngeschwüre eine unmittelbare Folgeerscheinung von Krampfadern. Sie können sich entzünden und heilen dann nur sehr langsam aus.

In den frühen sechziger Jahren berichtete eine amerikanische Veröffentlichung unter dem Titel »Das australische Teebaumöl« von der erfolgreichen Behandlung eines Krampfaderngeschwürs mit der Essenz, und zwar ohne die vollkommene Bettruhe, die in diesen Fällen gewöhnlich verordnet werden muß. Die Behandlung sah so aus: man badete die offene Wundstelle in warmem Wasser, in das man einige Tropfen Teebaumöl gegeben hatte. Danach deckte man sie mit einem Stoffkissen ab, das man zuvor mit einer Lösung aus drei Teilen Olivenöl und einem Teil reiner

Teebaum-Essenz getränkt hatte. Das Krampfaderngeschwür verheilte danach schneller als man jemals zu erhoffen gewagt hatte.

Muskelschmerzen

Die meisten Menschen wünschen sich heute einen gesunden und aktiven Körper. Leider trägt das durch den Arbeitsplatz bedingte viele Sitzen nicht gerade dazu bei. Man muß also regelmäßig Sport treiben, wenn man fit bleiben möchte, etwa schwimmen, joggen, ins Fitness-Studio gehen oder Aerobics machen.

All dies wird natürlich nur bei regelmäßiger Betätigung zu dem gewünschten Ziel führen. Die meisten üben jedoch leider nur unregelmäßig, wenn sie sich nach einem neuen Energieschub wieder einmal dazu aufraffen oder sich wegen ihrer gewöhnlichen Trägheit schuldig fühlen. Nach der plötzlichen Muskelanstrengung wiederum kann man ziemlich elend fühlen: man ist steif, alles tut weh.

Teebaumöl kann auch in diesem Fall schnelle Abhilfe schaffen: einfach vor und nach dem Sport ein paar Tropfen Teebaumöl in die Muskeln reiben. Ein heißes Entspannungsbad nach der Anstrengung mit einem Milliliter reiner Essenz im Badewasser bringt die ersehnte Erleichterung.

Pilzinfektionen

Ein Pilz ist eine primitive Erscheinungsform des Pflanzenlebens; er bildet ein System dünner Filamente, das sogenannte Myzel oder Pilzgeflecht. Von Fungi gibt es eine fast unendliche Vielzahl. Wie etwa die Schimmelpilze, Speisepilze und Hefen sind viele von ihnen dem Menschen nützlich. Andere wiederum leben als Schmarotzer auf dem menschlichen Körper und rufen Infektionen wie Tinea und Candida hervor.

Seit Entdeckung antibiotischer Medikamente hat die Zahl der Pilzinfektionen dramatisch zugenommen. Grund dafür ist wahrscheinlich die bakterientötende Wirkung der Antibiotika. Die Antibiotika vernichten mit den Bakterien die Hauptkonkurrenten der Pilze; infolgedessen können sich diese ungestört vermehren. Das Risiko einer Pilzinfektion nimmt zu.

Teebaumöl hat sich als äußerst wirksames Gegenmittel gegen viele verschiedene Arten von Pilzinfektionen erwiesen. Nach dem Scheitern anderer Behandlungsversuche ist es oftmals sogar der letzte Retter in der Not.

Tinea (Fußpilz)

Fußpilz (Tinea pedis) ist eine Scherpilzflechte. Der Tinea-Pilz kann jede Hautfläche am Körper angreifen. Besonders empfänglich sind für ihn jedoch die feuchten und warmen Körperregionen. *Tinea cruris* befällt die Leistengegend, Tinea capitis die Kopfhaut, *Tinea barbae*, auch unter dem Namen »Bartflechte« bekannt, die behaarten Stellen im Gesicht. Am meisten verbreitet allerdings ist *Tinea pedis*, der lästige Fußpilz. Gewöhnlich sind die warmen und feuchten Zehenzwischenräume davon befallen, aber Fußpilz tritt gelegentlich auch auf den Fußsohlen und an den Fußseiten in Erscheinung. Der Krankheitsverlauf sieht wie folgt aus: die Haut zwischen den Zehen quillt teigig auf, blättert und schält sich ab; um die Zehen und auf den Sohlen brechen kleine Entzündungsbläschen auf. Gelegentlich bedecken weiße Schuppen Sohlen und Fersen, während die Haut darunter durch die Entzündung rot aufleuchtet.

Der Tinea-Pilz ist äußerst infektiös. In Schulen und an anderen Orten, wo viele Menschen sich dieselben Duschgelegenheiten und vielleicht sogar Handtücher teilen, kann er sich rasch ausbreiten. Seine Symptome werden noch verstärkt, wenn man Socken aus synthetischen Fasern oder Schuhe trägt, die die Füße nicht »atmen« lassen.

Man hat mit Teebaumöl schon eine Reihe von Pilzinfektionen ausheilen können, an prominenter Stelle vor allem Fälle von Tinea. So berichtete A.R. Penfold bereits 1937 von der erfolgreichen Behandlung von Fußbeschwerden mit der Essenz und zitierte in diesem Zusammenhang die Erfahrung des Bordarztes der in Alexandria stationierten

H.M.S. Sussex, der mit der Anwendung von Ti-Trol (reines Teebaumöl) eine Fußpilzepidemie auf seinem Schiff im Keim ersticken konnte.

1972 untersuchte Morton Walker sehr gründlich den Einsatz von Teebaumöl gegen alle Arten von Fußbeschwerden, einschließlich Tinea pedis. Seine Ergebnisse publizierte er in seinem preisgekrönten Forschungsbericht, der unter dem Titel erschien »Clinical Investigation of Australian Malaleuca Alternifolia Oil for a Variety of Common Foot Problems« (»Klinische Untersuchung zum therapeutischen Einsatz des ätherischen Öls des australischen Strauches *Melaleuca alternifolia* gegen eine Reihe von verbreiteten Fußbeschwerden«). Walker hatte die Essenz schon einige Jahre früher verwandt, denn man hatte sie ihm als außergewöhnlich kräftiges Germizid und Fungizid angeboten. Seine Erfahrungen mit einer Vielzahl von Patienten waren mehr als ermutigend ausgefallen; die Behandlungen hatten beeindruckende Ergebnisse gezeitigt.

Walker gebrauchte das ätherische Öl in Form von drei verschiedenen Präparaten: erstens reine Teebaum-Essenz; zweitens Melasol (eine Lösung bestehend aus 40% ätherischem Öl von *Malaleuca alternifolia* und 13% Isopropyl Alkohol in einer in jedem Mengenverhältnis wasserlöslichen Emulsion); und drittens eine Salbe (eine sanfte, hautberuhigende Creme aus Lanolin und Chlorophyll mit einem Anteil von 8% Teebaumöl). Alle drei Präparate stammten von einer kleinen Arzeneimittelfirma in den Vereinigten Staaten.

Insgesamt sechzig Patienten nahmen als Versuchspersonen an Walkers klinischer Studie teil. Acht hatten die Essenz in Reinform verordnet bekommen, vierzig wurden mit Melasol behandelt, und zwanzig erhielten die Salbe verschrieben. Die Studie erstreckte sich über einen Zeitraum von sechs Jahren, die jeweilige Behandlungszeit von drei Wochen bis zu vier Jahren. Am Ende hatten achtundfünfzig Patienten eine signifikante Verbesserung ihres Zustands erfahren. Achtunddreißig waren als vollkommen geheilt zu betrachten, die übrigen zwanzig hatten ein Nachlassen der Symptome beobachtet. Labortests der Haut wiesen bei ihnen jedoch immer noch Spuren der bekämpften Mikroorganismen am Körper nach.

Aufschlußreich ist dabei die Feststellung, daß Teebaumöl Tinea auch in vedünnter Form mit der gleichen Wirksamkeit bekämpft. Walker schlußfolgerte, daß »die verschiedenen Stufen der Verdünnung des ätherischen Öls des australischen Strauchs *Melaleuca alternifolia* die Symptome von *Tinea pedis* bei regelmäßiger Eigenbehandlung des Patienten zuhause gleichermaßen beseitigen oder doch zumindest lindern können.«

Hier ein einfaches Hausrezept gegen Fußpilz: Waschen und trocknen Sie die befallenen Stellen sorgfältig. Tragen Sie danach zwei Mal täglich einige Tropfen reine Essenz auf. Sollte sich der Fußpilz nach sieben Tagen immer noch nicht gebessert haben, suchen Sie am besten schnellstmöglich beim Facharzt medizinischen Rat.

Andere Fußbeschwerden

Von Walkers Patienten litten viele nicht unter Fußpilz, sondern unter anderen Beschwerden; auch sie sprachen sehr positiv auf seine Behandlung mit Teebaumöl an. Für Walker selbst war dies sogar das wichtigste Ergebnis seiner Untersuchung. Er schrieb: »Das unangenehme und für den Patienten recht peinliche Malheur der sogenannten »Schweißfüße« (Bromidrosis, übelriechender Schweißfluß an den Füßen), verflüchtigt sich unter der Einwirkung der Essenz von *Melaleuca alternifolia* sehr schnell, und zwar für immer.« Die meisten Patienten entdeckten, daß der Schweißgeruch schon verschwand, wenn sie ihre Füße nur einmal täglich mit Melasol (die 40%ige Teebaum-Lösung) einrieben. Andere nehmen am Abend lieber ein fünf- bis zehnminütiges Fußbad: zehn Tropfen reine Teebaum-Essenz auf eine Schüssel warmes Wasser.

Andere Patienten der Walkerschen Versuchsreihe erhielten die 40%ige Lösung gegen Hühneraugen, entzündete Fußballen, schmerzhafte Hammerzehen, tief eindringende Hornhautbildung und die Brüche und Risse in der verdickten Haut an der Ferse verschrieben. Sie alle berichteten von eindeutigen Besserungen; bei vielen verschwanden die Symptome sogar vollständig. Insgesamt zeigten 96,4 Prozent von Walkers Versuchspersonen nach der Anwendung von Teebaumöl eine Besserung ihrer Beschwerden. In der Tat ein überwältigend positives Ergebnis!

Paronychia

Auch diese Pilzinfektion unter den Finger- und Zehennägeln spricht nachweisbar gut auf den Einsatz von Teebaumöl an, obwohl sie mit anderen Mitteln meist nur schwer auszuheilen ist. Die Nagelhaut rötet sich und beginnt zu schmerzen; ein leichter Ausfluß tritt an die Oberfläche. Wird nichts dagegen unternommen, bricht die Oberfläche des Nagels in viele kleine Risse und Furchen auf, und das Nagelbett darunter verfärbt sich. Der Nagel wird vollkommen unförmig und muß am Ende wahrscheinlich operativ entfernt werden.

Eine Reihe von Ärzten hat bereits den Einsatz von Teebaumöl gegen diese Krankheit empfohlen, doch keiner von ihnen hat seine Versuchsergebnisse so überzeugend zusammengefaßt wie John Pike aus Collaroy Plateau in Neusüdwales. Er wandte sich in einem Brief an die Hersteller von Ballinas (Teebaumöl), um ihnen zu ihrem Produkt zu gratulieren:

»Acht Jahre hatte meine Frau unter einer häßlichen Pilzinfektion der Fingernägel gelitten, und kein Spezialist war auch nur im entferntesten in der Lage, diese endlich zu heilen. Eine Freundin machte uns dann auf Teebaumöl aufmerksam, und, so unglaublich dies klingt: schon nach zwei Tagen war die erste Besserung bemerkbar. Nach drei Wochen waren die beschädigten Nägel ganz aus- und neue, wunderschöne Nägel nachgewachsen. Und dabei ist es geblieben. Das sollten Sie wirklich einmal in einer medizinischen Fachzeitschrift zur Veröffentlichung bringen.«

Dr. Paul Belaiche, Professor für Pflanzenheilkunde an der medizinischen Fakultät der Université de Paris Nord behandelte elf Patienten, die unter schlimmen Nagelbettentzündungen litten, drei Monate lang zweimal täglich mit Teebaumöl. Acht von ihnen wurden vollständig gesund.

Wenn Sie Paronychia zu Hause in Eigenbehandlung angehen wollen, sollten Sie den infizierten Nagel zwei Wochen lang zwei Mal täglich für etwa fünf Minuten in Teebaumöl weichen lassen und dann massieren. Ist danach noch immer keine Besserung eingetreten, hören Sie auf und konsultieren einen Arzt.

Scherpilzflechte

Dieser infektiöse Pilz ist medizinisch auch unter dem Namen Tinea bekannt. Er geht auf dieselben Ursachen zurück wie Fußpilz *(Tinea pedis)*. Man kann sich bei anderen Menschen, Haustieren (vor allem Hunden und Katzen) und über den Kontakt mit der Erde damit anstecken. Die Bezeichnung »Scherpilzflechte« schildert das Krankheitsbild recht treffend: die entzündeten Hautflecken setzen sich nach außen weiter fort, während in ihrer Mitte wieder gesunde, normale Haut durchbricht. Sie bilden also gewissermaßen eine »Schere«. Scherpilzflechten können überall am Körper auftreten. Bleiben sie unbehandelt, können sie Monate oder sogar Jahre überdauern. Auf der Kopfhaut *(Tinea capitis)* lassen sie die Haare über den befallenen Hautflecken abbrechen; der Haarschopf sieht aus, als hätten ihn die Motten zerfressen.

Wir können Scherpilzflechten mit Teebaumöl wirksam bekämpfen. Im allgemeinen genügen ein paar Tropfen reine Essenz, und schon verflüchtigen sich die Flechten. Waschen und trocknen Sie die befallenen Hautflecken sehr sorgfältig und tragen Sie dann zweimal täglich das Teebaumöl auf. Außerdem sollten Sie Kämme, Bürsten, Bett- und Kissenbezüge, Handtücher und Wäschestücke, die mit den befallenen Hautpartien in Berührung gekommen sind, in einer Teebaumöl enthaltenden Lösung auswaschen. Teebaumöl ist in dieser Hinsicht weitaus wirkungsvoller als jedes andere Desinfektionsmittel.

Wäschejucken

Der medizinische Fachausdruck dafür ist *Tinea cruris*, eine weit verbreitete Art der Scherpilzflechte, die vor allem Männer heimsucht, und zwar in der Leistengegend. Auf den Innenseiten der Oberschenkel treten Pickel auf, entzünden sich und verschmelzen bald miteinander zu einem schuppigen, roten Flecken, dessen Rand sich klar von der übrigen Haut abhebt. Er verursacht ein häßliches Jucken, das sehr peinlich werden kann. Am besten wäscht und trocknet man die befallenen Hautpartien gründlich und trägt dann zweimal täglich pures Teebaumöl auf. Eng anliegende Kleidung aus synthetischen Fasern kann die Beschwerden zusätzlich verschlimmern (und die Ausheilung erschweren) und ist deswegen zu vermeiden, besonders im Sommer, wenn es heiß und feucht ist.

Soore (Hefepilze oder Candida albicans)

Heute leiden immer mehr Menschen unter solchen Sooren, ausgelöst von dem Hefepilz Candida albicans. Es wird relativ viel darüber geschrieben, und es mehren sich die Hinweise auf eine stetige Zunahme der tatsächlichen Krankheitsfälle. Indizien sprechen dafür, daß die Einnahme von Antibiotika und Kortikosteroiden diese Entwicklung begünstigt. Antibiotika wie Kortikosteroiden greifen tief in die chemischen Stoffwechselprozesse des Körpers ein und können das Immunsystem schwächen, welches sich infolgedessen der Hefepilze nicht mehr zu erwehren weiß. Der Pilz kann ungehindert wachsen.

Bestimmte Leute leiden besonders häufig unter Sooren. Dies ist allgemein bekannt. Dazu gehören: Übergewichtige, deren Haut sich in viele Fettfalten legt; Säuglinge und Kleinkinder; Zuckerkranke; Menschen von allgemein geschwächter Konstitution; häufige Konsumenten von Antibiotika oder Steroiden; und Frauen, deren Hormonhaushalt entweder durch eine Schwangerschaft oder durch die Einnahme oraler Verhütungsmittel aus dem Gleichgewicht geraten ist.

Candida albicans setzt sich meist an konstant warmen und feuchten Körperpartien fest, also: in Hautfalten; in der Genitalregion; am Gesäß und unter den Brüsten. Bei Frauen ist die Scheide der häufigste Infektionsherd mit den typischen Symptomen von Juckreiz, Entzündung und milchigweißem Ausfluß. Obwohl der Anfall gewöhnlich nur wenige Tage anhält, wird er sich doch gewöhnlicherweise leider auch wiederholen. Der Windelausschlag der Säuglinge kann ebenfalls von Hefepilzen verursacht sein, oder sie stecken sich am Mund mit dem Pilz an, wenn sie im Verlauf der Geburt die Scheide passieren. Von der Frau geschlechtlich übertragener Hefepilz löst beim Partner Ballanitis aus, also eine Rötung und Entzündung von Eichel und Vorhaut. Aber der Hefepilz *Candida albicans* verursacht auch noch andere Krankheiten, zum Beispiel Paronychia (die bereits besprochene Infektion der Fingernägel), mit der sich vornehmlich Menschen anstecken, die die Hände überdurchschnittlich oft in warmes Wasser tauchen müssen. Die zumeist schmerzhaften Risse an den Mundwinkeln sind ebenfalls auf Hefepilze zurückzuführen.

Wie wir sehen, sind Hefepilze demnach hochgradig infektiös. Eine Behandlung mit kräftigen Antiseptika scheint deswegen nur logisch. Ihr Erfolg allerdings scheitert häufig an einer besonderen Eigenschaft dieser Mittel: sie sind einfach zu scharf, reizen die bereits angegriffene Haut nur noch mehr und verbessern den Zustand nicht, sondern verschlimmern ihn. In dieser Hinsicht ist Teebaumöl unschlagbar. Einerseits ist es ein ungemein kräftiges Fungizid, andererseits wird es bei der richtigen Verdünnung wegen seines niedrigen Cineol-Gehalts nicht einmal die empfindlichste Haut (etwa der Genitalregion) angreifen.

1985 begann Dr. Paul Belaiche die Wirksamkeit des Teebaumöls bei der Behandlung vaginaler Hefepilze wissenschaftlich näher zu untersuchen. Die antibakterielle Wirkung anderer ätherischer Öle hatte Belaiches Interesse geweckt, ja seine Begeisterung entfacht. Er hatte bereits mit Zimtöl aus Ceylon und China experimentiert, mit Oreganoöl aus Spanien und mit Bohnenkrautöl aus der Provence,

dabei jedoch zur Kenntnis nehmen müssen, daß diese
ätherischen Öle ausnahmslos »die Schleimmembrane der
Vagina angreifen, weil sie zu kräftige Reizstoffe enthalten«.
Bei ersten Tests mit der Essenz von *Melaleuca alternifolia*
stellte er »bemerkenswerte fungizide Wirkstoffe« fest, die
offenbar so sanft wirkten, daß man das Öl zwei Monate lang
anwenden konnte, ohne die Schleimmembrane im minde-
sten zu reizen.

Nach Gewinnung dieser Vorerkenntnisse unternahm er auf
Grundlage der Behandlung von achtundzwanzig jungen
Frauen (Durchschnittsalter 34 Jahre), die allesamt unter
Hefepilzen *(Candida albicans)* in der Scheide litten, seine
erste systematische Untersuchung. Dabei setzte er eine
Essenz von *Melaleuca alternifolia* mit den folgenden charak-
teristischen Merkmalen ein:

spezifisches Gewicht: 0,8999
optische Drehung:+ 9 Grad
Brechungsindex: 1.4750

die Hauptbestandteile der Essenz waren:
Cineol 1,8: 9,1%
P-Zymen: 16,4%
Terpinen-4-ol: 31%
Alphaterpineol: 3,5%

Man wies die Patientinnen an, jede Nacht vor dem Schlafengehen eine besonders vorbereitete Kapsel in die Scheide
einzuführen und den nächtlichen Ausfluß auf die eine oder
andere Weise aufzufangen. Die verabreichten Kapseln hatten

eine ovale Form, wogen jeweils 2 Gramm und bestanden aus einer vorgeschnittenen Gelatine-Masse; jede Kapsel enthielt 2 Zentigramm ätherisches Öl von *Melaleuca alternifolia*. Man hielt eine Einführung solcher Kapseln in die Scheide für besonders wirkungsvoll, weil die Essenz auf diese Weise direkt auf den Pilz einwirken kann und außerdem unmittelbar (also, ohne zuvor durch die Leber gefiltert zu werden) in die Blutgefäße der Beckenregion eindringen kann.

Nur eine von den achtundzwanzig Patientinnen beschwerte sich über zu starkes Brennen in der Scheide und gab die Behandlung nach den ersten Versuchen auf. Nach dreißig Tagen waren dreiundzwanzig Patientinnen vollkommen geheilt, die Entzündung und der Weißfluß (Leukorrhoe) restlos verschwunden. Vier Patientinnen mußten die Behandlung noch etwas länger fortsetzen, zeigten aber ebenfalls bereits ermutigende Anzeichen einer Besserung. Belaiche folgerte daraus: »Das ätherische Öl von *Melaleuca alternifolia* gehört nun zweifelsfrei zu den wichtigsten antiseptischen und pilzbekämpfenden Waffen der pflanzlichen Aromatherapie.«

Eine Reihe von anderen Ärzten fanden Belaiches Untersuchungsergebnisse in der eigenen Praxis und Erfahrung bestätigt, wobei die meisten es vorziehen, die Essenz über ein Tampon an den Infektionsherd zu bringen. Diese Methode hat sich zum Beispiel auch in der Annadale-Frauenklinik in Sydney durchgesetzt. Falls Sie eine Spülung vorziehen, können Sie sich problemlos eine eigene Mischung im Verhältnis von 5 Millilitern Teebaumöl auf einen halben Liter Wasser herstellen.

Viele Naturheilkundler sind der Ansicht, daß man Candida albicans am schnellsten abschüttelt, wenn man alle Speisen meidet, die das Wachstum des Pilzes fördern. Leider führt dies unter Umständen zu einem sehr eingeschränkten Küchenzettel. Deswegen hält Karin Cutter, eine Naturheilkundlerin aus Sydney, den zusätzlichen Einsatz eines Fungizids für unbedingt notwendig und warnt, daß nicht alle Arten von Candida auf die gleiche Diät ansprechen würden. Dies veranschaulicht sie am Fall der kleinen Sarah, die als Säugling unter starkem Brechreiz litt. Man hatte sie bereits allen möglichen medizinischen Tests unterworfen, jedoch keine Krankheitsursache finden können. Dann stellte man die Diät auf frische Ziegenmilch um, angereichert mit einigen Milchsäurebakterien. Zusätzlich sollten die Eltern auf Karins Rat dem Badewasser als Mittel gegen die Hefepilze täglich zwei Tropfen Teebaumöl hinzufügen. Das Brechen hörte sehr bald auf, und auch zwei Monate später nahm Sarah beständig zu und gedieh ganz prächtig.

Nach Karin Cutters Meinung ist das ätherische Öl von *Melaleuca alternifolia* »eine unschätzbare Hilfe im Kampf gegen Hefe-Infektionen«. Wer unter dem Candida-Pilz leidet, sollte, so sagt sie, dem Badewasser stets einen Teelöffel voll Teebaumöl zusetzen, einmal in der Woche fünf Tropfen Essenz in eine Schüssel heißes Wasser geben und inhalieren und regelmäßig mit Teebaumöl gurgeln (drei Tropfen auf ein halbes Gas warmes Wasser). Sie mahnt ihre Patienten und Patientinnen jedoch, ihr Öl nur von vertrauenswürdigen Quellen zu beziehen. Die Essenz sollte möglichst wenig hoch-toxisches Cineol enthalten, am besten noch wesentlich weniger als es die Richtlinien des Gesundheitsministeriums zulassen.

Prellungen

Eine Prellung ist das äußerliche Merkmal einer Blutung unter der Hautoberfläche, von einem Schlag oder Stoß hervorgerufen. Das Blut der beschädigten Gefäße sickert in das benachbarte Gewebe, verfärbt es, läßt es anschwellen, macht es wund. Die typischen Farbveränderungen des geprellten Gewebes zeigen die verschiedenen Verfallsstadien der einzelnen Bestandteile des Blutes an. Zur ersten Hilfe sollte man eine Prellung so bald wie möglich mit kalten Umschlägen behandeln. Wir verfügen jedoch auch über Berichte, nach denen einige Tropfen Teebaumöl, unmittelbar auf die geprellte Stelle aufgetragen, die Heilung der beschädigten Gewebe beschleunigen sollen. Leicht läßt sich theoretisch nachvollziehen, warum, besitzt doch Teebaumöl gerade die Eigenschaft, durch die Hautoberfläche in tieferliegende Gewebeschichten einzudringen. Außerdem wissen wir, daß es den Blutfluß in den Haargefäßen kräftigt und infolgedessen gesundes Blut veranlaßt, die beschädigten Gewebe mit zusätzlichem Sauerstoff und neuen Nährstoffen zu versorgen.

Schnittwunden und Hautabschürfungen

Leichte Schnitte und Schrammen sind wohl die häufigsten Verletzungen, die es gibt, besonders in Haushalten mit kleinen Kindern. Gewöhnlich braucht man sie nicht groß zu behandeln, obwohl eine gründliche Reinigung mögliche Infektionen verhindern kann. Zu diesem Zweck gehört ein leichtes sowie verträgliches Desinfektionsmittel in jede Hausapotheke. Unglücklicherweise »brennen« die meisten dieser Mittel derartig, daß sie größere Schmerzen verursachen als die Wunde selbst.

Teebaumöl ist ein hervorragendes Antiseptikum. Es tötet schädliche Bakterien erwiesenermaßen sogar noch in einer Verdünnung von 1:100. Trotzdem wirkt es gewebeschonend sanft und verursacht deswegen an den offenen Hautstellen kein Brennen; ja, es ist sogar leicht schmerzlindernd. Man kann die Essenz entweder direkt aus dem Fläschchen auftragen oder in Form einer antiseptischen Salbe.

E. Morris Humphery schrieb in einem wegweisenden Artikel, der 1930 im *Medical Journal of Australia (Vol.1)* erschien:

»Verschmutzte offene Wunden, wie wir sie vor allem von Verkehrsunfällen kennen, kann man mit einer 10%igen Teebaum-Lösung waschen oder mit einer Injektion desinfizieren, deren Eigenschaften für eine Lockerung sorgen, so daß das Gewebe seine natürliche Frische und Farbe behält. Danach legt man am besten einen zuvor in einer 2,5%igen Teebaumlösung getauchten Wundverband an, den man alle 24 Stunden wechselt. Danach wird die Wunde sehr viel schneller heilen.

Bemerkenswert am Teebaumöl ist, daß es in Schmutz und Eiter und tief im Inneren des Gewebes sogar noch besser zu wirken scheint als auf der Hautoberfläche. Dies ist sehr ungewöhnlich, weil nämlich viele handelsübliche Antiseptika in Anwesenheit von organischen Abfallstoffen (wie etwa Eiter) ihre Wirksamkeit einbüßen oder die Haut sogar schädigen. Im Rahmen ausgiebiger Versuche hat man nachgewiesen, daß Teebaumöl in der Haut und in Eiterherden tatsächlich größere Wirkung entfaltet als in der Versuchsröhre. Außerdem intensiviert es die Blutzufuhr in den Haargefäßen, so daß frisches, heilendes Blut der Wundstelle zu Hilfe eilt und sie mit Sauerstoff, Nährstoffen und entzündungshemmenden weißen Blutkörperchen versorgt.

Vaginale Entzündungen

Entzündungen von Scheide und Schamlippen, begleitet von Rötung, Jucken und Ausfluß, können eine ganze Reihe von Ursachen haben. Einen Sonderfall, nämlich die berüchtigten Hefepilze, haben wir bereits unter der Rubrik der Pilzinfektionen näher besprochen. Fast ebenso verbreitet ist die sogenannte *Trichomonas vaginitis*, hervorgerufen von den parasitären Einzellern (Protozoen) Trichomonas vaginalis. Diese Einzeller machen die Schamlippen ganz wund und verursachen einen üblen, manchmal schaumigen gelben Ausfluß. Eine Scheidenentzündung kann aber auch auf bakterielle Infektionen zurückgehen, die ihrerseits einen weißlichen Ausfluß produzieren.

Man behandelt alle diese Beschwerden im allgemeinen

mit zusätzlichen hygienischen Maßnahmen. Das wiederum hat keineswegs nur Vorteile, denn häufiges Waschen kann das Problem verschlimmern: entweder durch übermäßige Reizung der bereits gereizten Haut oder, indem es die Milchsäurebakterien abtötet, die für die natürlichen Abwehrmechanismen der Scheide eine wichtige Funktion erfüllen. Antibiotika haben im übrigen dieselben Nebenwirkungen und sollten deswegen (wenn irgend möglich) gemieden werden. Unter diesem Gesichtspunkt begnügen sich eine Reihe von Frauen mit Deodorants und Vaginalduschen, die aber aus denselben Gründen schädlich sein können wie das Waschen und die Antibiotika.

Ein Glücksfall für die Frau also, daß einige Ärzte inzwischen die Wirksamkeit des Teebaumöls bei der Heilung von Scheidenentzündungen nachweisen konnten - eine Wirksamkeit, bei der noch dazu die ungewünschten Nebenwirkungen der anderen Behandlungsmethoden ausbleiben.

1962 veröffentliche Eduardo F. Pena, ein Frauenarzt aus Miami in Florida, in *Obstetrics and Gynacology* (eine amerikanische Fachzeitschrift für Geburtshilfe und Frauenheilkunde) unter dem Titel »*Melaleuca Alternifolia Oil: Its Use for Trichomonal Vaginitis and other Vaginal Infections*« (»Die Essenz von *Melaleuca Alternifolia*: ihr Einsatz gegen Trichomonaden-Vaginatis und andere Arten der Scheidenentzündung«) die Ergebnisse seiner aufschlußreichen Untersuchung. Pena hatte in ihrem Rahmen insgesamt 130 Frauen behandelt. Von diesen litten 96 Patientinnen unter Trichomonaden-Vaginitis, die übrigen an Hefepilzen oder einer Entzündung des Gebärmutterhalses. Nach Penas erster Diagnose waren die Beschwerden auf unzureichende

Hygiene während der Periode zurückzuführen, also von unsauberen Einlagen und Tampons ausgelöst. Es ging ihm darum, den therapeutischen Wert und die therapeutische Sicherheit der Essenz von *Melaleuca alternifolia* als Vaginaldusche und bei der lokalen Anwendung nachzuweisen. Außerdem wollte er die möglichen Nebenwirkungen feststellen und natürlich herausfinden, in welcher Dosierung das Öl ungefährlich und wirksam war. Diesen 130 Patientinnen stellte er eine Kontrollgruppe von 50 ebenfalls unter Trichomonaden-Vaginitis leidenden Patientinnen gegenüber, die er nur mit den damals üblichen Zäpfchen behandelte. Das Teebaumöl kam in verdünnter Form in Spülungen und auf Tampons zur Anwendung. Auf eine Verschreibung der oralen Einnahme verzichtete Pena ganz bewußt. Die Behandlung verlief bei allen 130 Patientinnen erfolgreich, wobei die Behandlungsergebnisse denen der 50 Patientinnen der Kontrollgruppe ähnelten. Die meisten Frauen erwähnten den angenehmen Duft der Essenz, ihre kühlende, lindernde Wirkung sowie ihre erfolgreiche Zersetzung unangenehmer Gerüche. Keine beschwerte sich über ein Brennen oder eine Reizung der Scheide. Pena schloß aus seiner Untersuchung:

»Wir konnten feststellen, daß die Essenz des australischen Strauchs Melaleuca alternifolia in angemessenen Verdünnungen folgende Beschwerden erfolgreich heilte: Trichomonaden-Vaginitis, Moniliasis, Entzündung des Gebärmutterhalses und chronische Endocervicitis.

Eine 40%ige Lösung verursachte weder eine Reizung noch ein Brennen noch irgend eine andere Nebenwirkung.

Eine 20%ige Lösung erwies sich als wirkungsvoll bei der Behandlung von Gebärmutterhalsentzündung

Tägliche Spülungen mit 0,4% Ölanteil auf etwa einen Quart (1,1 Liter) Wasser waren bei der Behandlung der anliegenden Fälle besonders effektiv.

Dieses klinische Material bestätigt Laboruntersuchungen, die die germiziden, fungiziden, sowie eiter- und abfallstofflösenden Eigenschaften der Essenz von Melaleuca alternifolia bereits nachgewiesen haben.«

Wir dürfen allerdings nicht vergessen, daß jeder Scheidenausfluß auch andere Gründe haben kann, zum Beispiel Diabetes. Läßt er trotz Behandlung nicht bald nach, sollten wir in jedem Fall einen Arzt konsultieren.

Sie können sich selbst ganz leicht eine einfache Vaginaldusche mischen: dazu geben Sie 5 Milliliter reine Teebaum-Essenz auf einen halben Liter sauberes, klares Wasser. Gut durchschütteln und anwenden. Sie sollten nicht mehr als ein leichtes Prickeln, keineswegs aber ein Brennen in der Scheide verspüren.

Verbrennungen

Verbrennungen gehören zu den schweren Unfällen, von möglicher Schockwirkung und Infektion noch zusätzlich verkompliziert. Bei Kleinkindern sind sie besonders schlimm, weil selbst eine relativ kleine Verbrennung gleich eine relativ große Hautfläche des Körpers in Mitleidenschaft zieht.

Zur ersten Hilfe sollten Sie die verbrannten Stellen am besten sofort mindestens zehn Minuten lang in kaltes Wasser halten, ganz gleich ob unter dem Wasserhahn oder in der Badewanne. Kleben Fetzen verbrannter Kleidungsstücke noch an der Haut, so sind diese auf keinen Fall zu entfernen. Und hüten Sie sich auch, sofort eine fettige Verbrennungssalbe aufzutragen. Bei jeder schweren oder größerflächigen Verbrennung gehören Sie ohnehin eiligst in medizinische Behandlung.

Auch eine kleine Verbrennung kann schon sehr schmerzhaft sein. Unabhängig von ihrer Größe droht bei aufgebrochener Haut in jedem Fall eine Infektion. Teebaumöl wirkt leicht schmerzbetäubend und mildert infolgedessen das von Verbrennungen und Hautentzündungen hervorgerufene Brennen, Ziehen und Pochen. Überdies ist die Essenz bekanntermaßen ein natürliches Antiseptikum und vermindert damit das Risiko weiterer Infektionen. Wir können sie direkt auf die Verbrennung aufträufeln oder sie, wenn es sich anbietet, in Form einer fettfreien, antiseptischen Salbe auftragen.

Viele Anekdoten und Erfahrungsberichte schildern die Heilkraft des Teebaumöls in kräftigen Farben. Zu ihnen gehört mit Sicherheit das Erlebnis einer jungen Frau auf einer Wanderung durch den australischen Busch. Sie sah eine Bierflasche gefährlich nahe neben dem Lagerfeuer und, um der Explosion zuvorzukommen, giff sie sogleich beherzt danach. Leider bemerkte sie zu spät, daß die Flasche bereits glühend heiß war. Sie verbrannte sich Finger und Handfläche ganz fürchterlich. Danach rannte sie zu dem nahen Bach, um die Hand in kühlendes Wasser zu tauchen. Aber selbst nach einer halben Stunde hatte der Schmerz noch nicht nachgelassen. Man machte sich also auf den Weg, um so schnell wie möglich das eigene Zelt zu erreichen. Nach drei Stunden Fußmarsch kam man schließlich dort an. Die Hand tat ihr immer noch sehr weh. Deswegen ging sie schnurstracks zum Erste Hilfe-Kasten und griff das Fläschchen Teebaumöl, das sie überallhin mitnahm. Verschwenderisch rieb sie Handfläche und Finger mit der Essenz ein. Groß war ihre Erleichterung, daß der Schmerz sofort nachließ. Jetzt konnte sie das Abendessen zubereiten, als wäre nichts geschehen.

Sonnenbrand

Es gibt heute eine Vielzahl wirksamer Sonnenschutzmittel, und immer mehr wissen wir auch um die Gefahren, die uns drohen, wenn wir uns den Strahlen der Sonne zu lange und zu direkt aussetzen. Für einen Sonnenbrand gibt es deswegen eigentlich keine Entschuldigung mehr. Trotzdem kommt es immer wieder vor, daß wir an einem strahlend schönen Sommertag unsere Sonnencreme zuhause vergessen oder einfach unterschätzen, wie lange wir schon am Strand unter der Sonne gelegen haben. Am Abend leuchtet unsere Haut dann krebsrot und fühlt sich an, als wäre sie uns zu eng geworden, vor allem im Schultergürtel. Jeder Moment bringt Schmerzen, und bald bilden sich in den meisten Fällen kleinere und größere Bläschen. Die Haut fängt an, sich abzuschälen.

Ein laues (nicht kaltes) Bad oder eine sanfte laue Dusche bringen die erste Linderung. Danach sollten Sie die Haut mit antiseptischer Teebaum-Salbe einreiben oder (besonders in schwerwiegenden Fällen) mit reiner Tea Tree-Essenz beträufeln. Dies stoppt den Schmerz fast augenblicklich und wird auch der Blasenbildung Einhalt gebieten. Sie können die Behandlung so oft wie nötig wiederholen. Was für eine Wohltat!

Warzen

Wir alle kennen diese kleinen, harten, buckelartigen Wucherungen auf der Haut. Zwar sind sie zumeist ungefährlich, jedoch so häßlich und unästhetisch, daß die meisten sie so schnell wie möglich loswerden wollen. Warzen werden von einem Virus hervorgebracht, sind leicht infektiös und befallen Kinder häufiger als Erwachsene. Auch verschwinden sie schließlich ganz von allein, wenn man sie nur in Ruhe läßt. Doch werden die meisten nicht Monate oder sogar Jahre auf das natürliche Ende einer Warze warten wollen. Mittelchen gegen Warzen gibt es mehr als genug: von der altüberlieferten Praxis »um Mitternacht ein mit einem Faden umwickeltes Stück rohes Fleisch zu vergraben« bis hin zum Ausbrennen mit einer elektrisch beheizten Platinnadel. Und natürlich gibt es auch alle möglichen Salben und Cremes. Von diesen beseitigen einige zwar die hornige Oberfläche der Warze, greifen andererseits jedoch auch die benachbarte gesunde Haut an, unter Umständen sogar heftig.

Anhand von Selbstversuchen hat man nun festgestellt, daß eine Warze recht schnell verschwinden mag, wenn man sie dreimal täglich mit Teebaumöl tränkt. Dies gilt vor allem für die tief in der Haut liegenden und deswegen bei jedem Schritt äußerst schmerzhaften Fußsohlenwarzen.

Zahnpflege

Der Wert des Teebaumöls zur Heilung und bei der Vorsorge einer Vielzahl von Zahnkrankheiten ist uns seit den dreißiger Jahren bekannt. Am 1. August 1930 erschien nämlich im *Australian Journal of Dentistry* ein Artikel, der sich mit dem Einsatz antiseptischer Mittel gegen Eiterherde im Zahnfleisch beschäftigte. Zwar würden diese, so berichtete man, häufig zum gewünschten Ergebnis führen, aber leider um den Preis, daß das benachbarte gesunde Gewebe in Mitleidenschaft gezogen und die natürliche Immunität des Körpers geschwächt wurde. Folglich sei die Mundhöhle für die nächste Bakteriengeneration um so anfälliger. Der Artikel schloß jedoch mit einer positiven Feststellung: Man hätte entdeckt, daß Teebaumöl im Vergleich zum damals üblichen Phenol (Karbol) ein 11- bis 13mal kräftigeres aber (weil nicht-toxisches) zugleich gewebeschonendes Antiseptikum sei, das den gesunden Geweben keinen Schaden zufüge.

Wir alle leiden zu dem einen oder anderen Zeitpunkt unter schlechten Zähnen und Zahnfleischentzündung. Der Verfall der Zähne beginnt mit einem klebrigen Film auf den Zähnen, dem sogenannten Zahnbelag, der im übrigen auch auf das Zahnfleisch übergreifen mag. Beseitigen wir ihn nicht so schnell wie möglich, bildet er eine Säure, die sich in den Zahnschmelz hineinfrißt und der Kariesbildung Vorschub leistet.

Viele Menschen haben für sich herausgefunden, daß Teebaumöl ihre Zähne rein erhält. So schrieb Sue Coffey aus Lane Cove in Neusüdwales in einem Brief:

»Mein Zahnarzt fragte mich, ob ich mir inzwischen von einem anderen Zahnarzt den Zahnbelag hätte entfernen lassen, weil sich selbst nach zwölf Monaten (die seit der letzten Behandlung vergangen waren) noch keinerlei Zahnbelag abgesetzt hätte. Ich verneinte. Meiner Meinung nach liegt es daran, daß ich meine Zähne und Mundhöhle täglich mit Ballinas (wasserlöslichesTeebaumöl) spüle. Ich tue dies nicht nur zur Vorsorge, sondern vor allem weil es meinen Atem erfrischt. Das gefällt mir sehr.«

Andere loben den frischen Duft einer Mundspülung mit Teebaumöl, der tatsächlich selbst den schlimmsten Mundgeruch aufzulösen vermag und freuen sich, daß ihre Zähne nun weißer leuchten als zuvor.

Neun von zehn Menschen leiden unter Zahnfleischentzündung (Gingivitis), allerdings unterschiedlich stark. Wie der Name sagt, handelt es sich um eine Entzündung des Zahnfleisches. Ursache ist zumeist eine allzu nachlässige Zahnpflege. Gingivitis führt zu Schwellungen und Blutungen. Bleibt sie unbehandelt, mögen sich infolgedessen sogar die Zähne lockern und schließlich ausfallen. Dies liegt vor allem daran, daß sich der Zahnbelag mit Vorliebe am Zahnhals absetzt, wo Zähne und Zahnfleisch aufeinandertreffen. Wenn wir eine Zahnfleischentzündung einfach ignorieren, kann Zahnfleischentzündung sich sehr leicht zur Paradontose verschlimmern. Das heißt, es entzünden sich die zahnstützenden Gewebe. Um die Zähne bilden sich Eiterherde, und es bilden sich kleinere Geschwüre.

Zahnfleischentzündung vermeidet man am besten durch: sorgfältiges Zähneputzen; Entfernung des Zahnbelags und regelmäßigen Gebrauch eines antibakteriellen Mundwassers. Teebaumöl erfüllt die letztgenannte Aufgabe nachweislich mit großem Erfolg. Man kann es direkt auf das Zahnfleisch träufeln oder sich selbst ein Mundwasser aus drei Tropfen Teebaumöl auf ein Drittel Glas Wasser herstellen. Berichte von Zahnärzten stützen das (gelegentlich überschwengliche) Lob zufriedener Käufer der Essenz. So schrieb ein Zahnarzt:

»In einer 5%igen Lösung hat sich Melasol (40%ige Teebaumöl-Lösung) als ein zuverlässiges Mittel zur Reinigung der Mundhöhle erwiesen. Ich habe festgestellt, daß Teebaumöl, nach der Zahnsteinentfernung aus einem Zerstäuber unter Hochdruck zwischen die Zähne gesprüht, die Mundhygiene stark verbessert. Auf diese Weise habe ich mit Melasol sehr schnell eine ganze Reihe von Zahnfleischentzündungen ausheilen können.«

Damit hat sich das Spektrum der möglichen Anwendung von Teebaumöl in der Zahnarztpraxis noch keineswegs erschöpft. Bekannt sind darüber hinaus der Einsatz bei der Reinigung von Löchern im Zahnschmelz, zur Auswaschung infizierter Kanäle, zur Vorbereitung von Nervenverschließungen, zur Infektionsvorbeugung nach der Extraktion und bei anderen zahnärztlichen Eingriffen.

1987 führten Dr. L. J. Walsh von der Faktultät für soziale und präventive Zahnmedizin an der University of Queensland und sein Kollege, der Mikrobiologe Dr. J. Longstaff eine Untersuchung durch, die die Wirksamkeit des Teebaumöls gegen eine Reihe von Krankheitserregern ermitteln sollte, welche in und außerhalb der Mundhöhle auftreten können. Anlaß für diese Studie war ihre Lektüre verschiedener

Berichte über den Einsatz der Essenz von *Melaleuca alternifolia* in der medizinischen und zahnmedizinischen Praxis, die das Öl allesamt als ein Germizid von geringer Toxidität gewissermaßen in den Himmel hoben. Nach verschiedenen Verdünnungstests stellten Walsh und Longstaff fest, daß das ätherische Öl von *Melaleuca alternifolia* kräftige mikrobentötende Wirkstoffe enthält, die sich besonders gegen anaerobe und mikroaerophillische Organismen entfalten. Überdies hemmt es die Ausbreitung einer Reihe von Mikroorganismen, von denen man allgemein annimmt, daß ihnen bei der Bildung von Paradontose im Erwachsenenalter eine Schlüsselrolle zufällt.

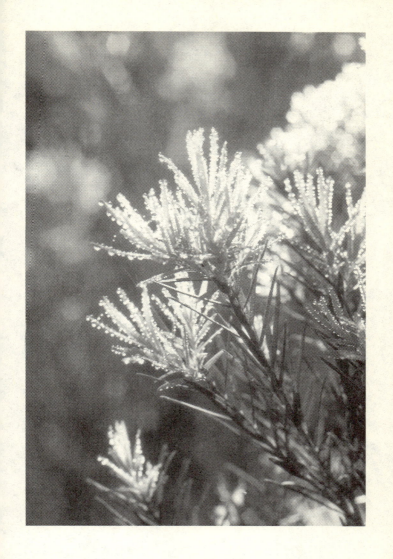

Literaturverzeichnis

Beer, Christopher: »*Australian Tea Tree Oil*«, Nature and Health, Vol.6 Nr.3, Frühjahr 1985, S. 3-6

Belaiche, Paul: »*L'Huile essentielle de Melaleuca alternifolia (Cheel) dans les infections urinaires colibacillaires chroniques idiopathiques*«, Phytotherapy, Paris, September 1985, Nr. 15, S. 9-12

Belaiche, Paul: »*L'Huile essentielle de Melaleuca alternifolia (Cheel) dans les infections vaginales à candida albicans*«, Phytotherapy, Paris, September 1985, Nr. 15, S. 13-14

Belaiche, Paul: »*L'Huile essentielle de Melaleuca alternifolia (Cheel) dans les infections cutanées*«, Phytotherapy, Paris, September 1985, Nr. 15, S. 15-18

Beylier, M.F.: »*Bacteriostatic Activity of Some Australian Essential Oils*«, Perfumer & Flavourist, 4:23, April/Mai 1979, S. 23-25

Coutts, M.: »*The Bronchoscopic Treatment of Brochiectasis*«, Medical Journal of Australia, Juli 1937

Feinblatt, Henry M.: »*Cajeput-Type Oil for the Treatment of Furunculosis*«, Journal of the National Medical Association, Vol. 52:1, Januar 1960, S. 32-34

Garnero, M.J.: »*L'Huile essentielle de Tea Tree d'Australie*«, Phytotherapy, Paris, September 1985, Nr. 15

Goldsborough, Robert E.: »*Ti-Tree Oil*«, Manufacturing Perfumer, Februar 1939, S. 45 und 58

Goldsborough, Robert E.: »*Ti-Tree Oil*«, Manufacturing Chemist, Februar 1939, S. 57, 58, 60

Guenther, Ernest: »Tea Tree Oils«, Soap and Sanitary Chemicals, August/September 1942

Guenther, Ernest: »*Australian Tea Tree Oils*«, Perfumery and Essential Oil Record, September 1968

Guenther, E. S.: »*Australian Tea Tree Oils: Report of a Field Survey*«, Perfumes and Essences Organisational Report, September 1986

Guenther, E.: »*The Essential Oils*«, Vol. IV, New York, 1952

Holland, E.H.: »*Results of a Series of Investigations Carried Out on the Germicidal, Disinfectant, and Bacteriostatic Action of Melasol*«, unveröffentlichte wissenschaftliche Arbeit an der Universität von Sydney, 1941

Lassak, E.: »*Australian Medical Plants*«, Methuen, Sydney, 1984

Laakso, P.V.: »*Fractionation of Tea Tree Oil*«, Scientiae Pharmaceuticae, 25:485, 1966

Low, D., Rowal, B.D. und Griffin, W.J.: »*Antibacterial Action of the Essential Oils of Some Australian Myrtaceae*«, Planta Medica, 26:184, 1974

Miller, Calvin: »*Pouring a Healing Oil Over Troubled Waters*«, Australian Doctor, August 1984, S. 14-15

Olsol A. und Farrar Jr., G.E.: »*Cajeput-Oil*«, Dispensatory of the United States, 1955

Pena, Eduardo F.: »*Melaleuca Alternifolia Oil: Its Use for Trichomonal Vaginitis and Other Vaginal Infections*«, Obstetrics and Gynocology, Juni 1962, S. 793-95

Penfold, Arthur R. und Morrison F.R.: »*Australian Tea Trees of Economic Value*«, Technological Museum Bulletin, Nr. 14, 1929

Penfold, Arthur R. und Morrison F.R.: »*Some Notes of the Essential Oil of Melaleuca Alternifolia*«, Australian Journal of Pharmacy, März 1937, S. 274

Penfold, Arthur: »*Melaleuca Alternifolia*«, Journal of the Royal Society of New South Wales, 56:318, 1925

Poucher, W.A.: »*Tea Tree Oil*«, Perfumes, Cosmetics & Soap, 1:370, 1936

Walker, Morton: »*Clinical Investigation of Australian Malaleuca Alternifolia for a Variety of Common Foot Problems*«, Currant Podiatry, April 1972

Eigene Erfahrungen mit dem Teebaumöl

Eigene Erfahrungen mit dem Teebaumöl

Eigene Erfahrungen mit dem Teebaumöl

Eigene Erfahrungen mit dem Teebaumöl

Eigene Erfahrungen mit dem Teebaumöl

Eigene Erfahrungen mit dem Teebaumöl

Eigene Erfahrungen mit dem Teebaumöl

Die Sternzeichenmusik von Merlin´s Magic

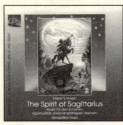

Spirit of Sagittarius
MC 30 Min. DM 24,-
ISBN 3-89385-248-4
CD 30 Min. DM 29,80
ISBN 3-89385-247-6

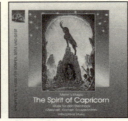

Spirit of Capricorn
MC 30 Min. DM 24,-
ISBN 3-89385-250-6
CD 30 Min. DM 29,80
ISBN 3-89385-249-2

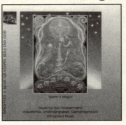

Spirit of Aquarius
MC 30 Min. DM 24,-
ISBN 3-89385-252-2
CD 30 Min. DM 29,80
ISBN 3-89385-251-4

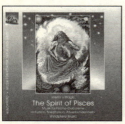

Spirit of Pisces
MC 30 Min. DM 24,-
ISBN 3-89385-794-X
CD 30 Min. DM 29,80
ISBN 3-89385-793-1

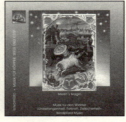

Spirit of Aries
MC 30 Min. DM 24,-
ISBN 3-89385-742-7
CD 30 Min. DM 29,80
ISBN 3-89385-741-9

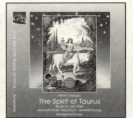

Spirit of Taurus
MC 30 Min. DM 24,-
ISBN 3-89385-744-3
CD 30 Min. DM 29,80
ISBN 3-89385-743-5

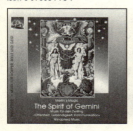

Spirit of Gemini
MC 30 Min. DM 24,-
ISBN 3-89385-788-5
CD 30 Min. DM 29,80
ISBN 3-89385-787-7

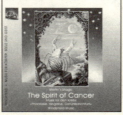

Spirit of Cancer
MC 30 Min. DM 24,-
ISBN 3-89385-790-7
CD 30 Min. DM 29,80
ISBN 3-89385-789-3

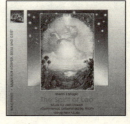

Spirit of Leo
MC 30 Min. DM 24,-
ISBN 3-89385-792-3
CD 30 Min. DM 29,80
ISBN 3-89385-791-5

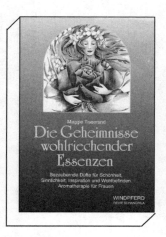

Maggie Tisserand

Die Geheimnisse wohlriechender Essenzen

**Bezaubernde Düfte
für Schönheit, Sinnlichkeit,
Inspiration und Wohlbefinden.
Aromatherapie für Frauen**

Die überarbeitete und wesentlich erweiterte Neuausgabe des Best- und Longsellers von Maggie Tisserand. Ein Grundlagenwerk zur alltäglichen Verwendung der Aromatherapie. Maggie Tisserand hat dieses Buch speziell für Frauen geschrieben und ihre praktischen Ausführungen sind eine Einweihung in die Geheimnisse der bezaubernden Düfte, die sich jede Frau zunutze machen kann. Die Hinweise, Aromen zum Wohlbefinden einzusetzen, sind in persönliche Erfahrungen eingebettet und mit Rezepten erweitert. Ein totales Praxisbuch.

240 Seiten, DM 19,80
ISBN 3-89385-021-X

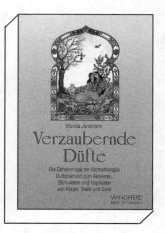

Monika Jünemann

Verzaubernde Düfte

**Die Geheimnisse
der Aromatherapie.
Duftessenzen zum Aktivieren,
Stimulieren und Inspirieren
von Körper, Seele und Geist.**

Gerüche beeinflussen unsere Stimmung, können stimulieren und erregen, besänftigen und harmonisieren, ja sogar heilen. Auch der moderne Mensch kann sich dem Zauber der schönen Düfte nicht entziehen, denn sie wirken direkt und unmittelbar. **Verzaubernde Düfte** ist eine Einladung ins Reich der Sinne, eine Entdeckungsreise in die Welt der Wohlgerüche und Essenzen, die mehr Einfluß auf unsere Wahrnehmung, auf unsere Sicht der Welt haben, als wir zu glauben bereit sind.

128 Seiten, DM 16,80
ISBN 3-89385-017-1

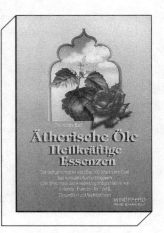

Rodolphe Balz

Ätherische Öle – Heilkräftige Essenzen

**Die Duftgeheimnisse von über 200 ätherischen Ölen.
Das kompakte Nachschlagewerk über Wirkungen und Anwendungsmöglichkeiten von Essenzen für Fitneß, Gesundheit und Wohlbefinden**

Rodolphe Balz hat viel Erfahrung mit Pflanzenkräften, seit über 15 Jahren betreibt er biologischen Anbau von Gewürz- und Heilkräutern in der Provence. Nun gibt er sein gesammeltes Wissen in diesem einzigartigen Kompendium von wesentlichen und wichtigen Informationen über mehr als 200 ätherische Öle, ihre Wirkungsweisen und Einsatzbereiche wieder und hat somit ein unentbehrliches Handbuch zur Aromatherapie geschaffen.

272 Seiten, DM/SFr 24,80
ÖS 194,00 ISBN 3-89385-136-4

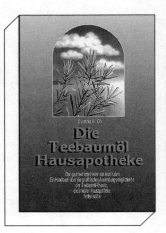

Cynthia Olson

Die Teebaumöl-Hausapotheke

Der ganzheitliche »Heiler« aus Australien. Ein Handbuch über die praktischen Anwendungsmöglichkeiten der Teebaumöl-Essenz, das in keiner Hausapotheke fehlen sollte

Teebaum-Essenz aus Australien hat sich zu einem revolutionären Heilmittel auf dem alternativen Gesundheitsmarkt entwickelt. Zwar wurde das Teebaumöl von den Aborigines schon seit jeher zum Heilen von vielen verschiedenen Krankheiten und Beschwerden verwendet, aber erst heute haben neueste Forschungen den ungeheuren medizinischen Wert dieser Substanz bewußt gemacht. Gerade die vielen verschiedenartigen Einsatzmöglichkeiten machen die Essenz zu einem Heilmittel, dessen therapeutisches Spektrum in keiner Hausapotheke fehlen sollte.

128 Seiten, DM/SFr 16,80
ÖS 131,00 ISBN 3-89385-138-0

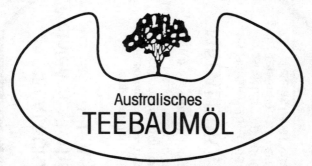
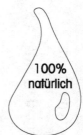
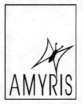

MELALEUKA ÖL
Melaleuca alternifolia, AS +
(k.b.A.)

Gerne senden wir Ihnen
(kostenlos und unverbindlich)
entsprechendes Informationsmaterial,
Preisliste etc... zu oder
fragen Sie einfach Ihren Apotheker.

MELALEUKA GmbH

Im Flürchen 28 · D-66133 Scheidt
Postfach 20 · D-66067 Scheidt
Telefon 06 81 - Ø 81 74 33
Telefax 06 81 - 81 13 85

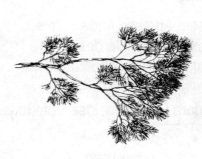

"Die Geheimnisse des Teebaums"
von Susan Drury
DM 16,80 inklusive Porto/Verpackung

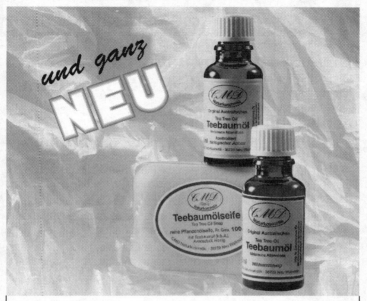

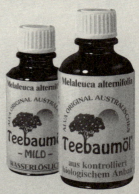
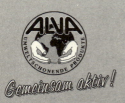